Drug-Induced Oral Complications

药源性口腔并发症

原 著 ［法］Sarah Cousty

　　　　［法］Sara Laurencin-Dalicieux

主 译 闫志敏　华　红

U0189052

中国科学技术出版社

·北　京·

图书在版编目（CIP）数据

药源性口腔并发症 /（法）莎拉·库斯蒂，（法）萨拉·劳伦辛-达利西厄原著；闫志敏，华红主译 . 一北京：中国科学技术出版社，2024.1
书名原文：Drug-Induced Oral Complications
ISBN 978-7-5236-0253-9

Ⅰ . ①药… Ⅱ . ①莎… ②萨… ③闫… ④华… Ⅲ . ①口腔疾病－药源性疾病－并发症－诊疗 Ⅳ . ① R78

中国国家版本馆 CIP 数据核字（2023）第 084452 号

著作权合同登记号：01-2023-0492

First published in English under the title

Drug-Induced Oral Complications

edited by Sarah Cousty, Sara Laurencin-Dalicieux

策划编辑	王久红　孙　超
责任编辑	王久红
文字编辑	方金林
装帧设计	华图文轩
责任印制	李晓霖

出　　版	中国科学技术出版社
发　　行	中国科学技术出版社有限公司发行部
地　　址	北京市海淀区中关村南大街 16 号
邮　　编	100081
发行电话	010-62173865
传　　真	010-62179148
网　　址	http://www.cspbooks.com.cn

开　　本	787mm×1092mm　1/16
字　　数	172 千字
印　　张	9.75
版　　次	2024 年 1 月第 1 版
印　　次	2024 年 1 月第 1 次印刷
印　　刷	北京盛通印刷股份有限公司
书　　号	ISBN 978-7-5236-0253-9/R·3101
定　　价	98.00 元

（凡购买本社图书，如有缺页、倒页、脱页者，本社发行部负责调换）

译者名单

主　译　闫志敏　华　红

译　者　（以姓氏笔画为序）

王　旭　邢艺晓　华　红　闫志敏　李　鹏

李春蕾　吴爽爽　何汶秀　周培茹　郑利光

胡晓晟　郭志刚　解雨飞　魏　攀

学术秘书　周培茹

内容提要

本书引进自 Springer 出版社，由法国保罗·萨巴蒂尔大学口腔医学专家 Sarah Cousty 和 Sara Laurencin-Dalicieux 联合编写，阐释了约 20 种药物引起的常见口腔不良反应。书中不仅详细介绍了药源性口腔并发症的损害特征及鉴别诊断，还特别关注了伴随技术进步应运而生的各种新疗法所致的口腔并发症。本书内容系统、阐释简洁、图文并茂，有助于相关医师及早识别、诊断、处置药源性口腔并发症，降低口腔并发症发生率，提升临床合理用药水平。

译者前言

药品不良反应（adverse drug reaction, ADR）是指合格药品在正常用法用量下出现的与用药目的无关的有害反应（《药品不良反应报告和监测管理办法》，中华人民共和国卫生部令第 81 号）。

药品不良反应很早便被医生和患者所熟知。1883 年，Lewin 博士出版了《药品不良反应》（*The Untoward Effect of Drugs*）一书，这是西方医学史上第一部有关药品不良反应的著作，首次记载了药品治病与致病的双重作用。我们俗称的"副作用"就是指药品不良反应的一种。"副作用"是指药品按正常剂量服用时所出现的与药品药理活性相关，但与用药目的无关的作用。除"副作用"外，药品不良反应还包括药品的毒性反应、后遗效应、变态反应和特殊毒性（致癌、致突变）等。

药品不良反应是全球面临的重要临床问题。根据世界卫生组织报告，全球每年住院患者的药品不良反应发生率为 10%～20%，其中约 5% 因严重药品不良反应死亡。仅在欧盟，药品不良反应相关医疗费用总成本就高达 790 亿欧元，每年导致超过 19 万人死亡。药品不良反应不仅给患者的健康带来危害，也给世界各国卫生经济支出带来压力。1999—2021 年，我国全国药品不良反应监测网络累计收到"药品不良反应 / 事件报告表"1883 万份，其中新的和严重的药品不良反应 / 事件报告有 59.7 万份，占同期报告总数的 30.4%。随着医药科学的发展，临床上对药品的要求不再仅局限于防治作用，更注重使用过程中可能出现的不良反应。2020 年，卫健委等六部门联合印发了《关于加强医疗机构药事管理促进合理用药的意见》，对"提高医师临床合理用药水平"和"加强对药品不良反应、用药错误和药害事件的监测"等提出了更高要求。如何安全、有效地使用药品，已成为临床医师的当务之急。

药品口腔不良反应（本书译为"药源性口腔并发症"）的发现和发展步伐稍慢。20 世纪 50 年代，四环素曾是风靡一时、疗效显著的抗生素之一。1956 年，四环素类药物被发现可使牙齿着色并导致釉质发育不全。然而在我国，直至 20 世纪 70 年代中期，四环素的这些不良反应才引起人们重视，可惜还是有一代人的牙齿被打上了"历史烙印"。此后，随着新药的研发进展和临床应用，药品口腔不良反应报道逐年增加。20 世纪 60 年代，沙利度胺引起的"海豹肢事件"，促使各国开始重视药品上市后的安全性监测，纷纷建立药物警戒体系。1997 年，美国食品药品管理局宣布该药可用于临床，之后被广泛用于贝赫切特综合征、复发性阿弗他溃疡等疾病的治疗，而其致畸等严重不良反应依然需要在临床合理用药环节细致考量与严密监测。2003 年，Robert Marx 医生首次报道双膦酸盐类药物诱发颌骨坏死这一严重口腔不良反应，引起广泛关注。近年来，靶向药等新药被广泛用于临床，而口腔是靶向药不良反应较常累及的部位之一。靶向药的口腔不良反应表现各异，多种靶向药可诱发口腔溃疡、糜烂或口腔苔藓样损害等。药品口腔不良反应不仅影响患者的生活质量，也对治疗的依从性提出了巨大挑战，值得口腔医师或相关专业医师高度关注。

　　本书详细阐释了各类药品引起的各种口腔不良反应，口腔专科医师、口腔全科医师和相关专业临床医师应了解、掌握药品口腔不良反应的损害特征及鉴别诊断，并积极与多学科专家沟通交流，尽可能降低口腔不良反应发生率，以保证患者获得药物治疗最优的风险收益比。此外，对已经发生的药品口腔不良反应应做到早识别、早诊断、早处置，提升临床合理用药水平。

　　本书译者多为北京大学口腔医院口腔黏膜科、药剂科和牙周科的中青年学者。他们具有扎实的专业背景和较好的专业外语水平，希望竭尽所能将原著的知识与理念传递给国内读者。本书各章涉及内容广泛、药物种类众多，虽经我们反复校订和多次讨论以力求准确，但仍恐有欠妥之处，敬请广大读者积极反馈，以便再版时及时修正。

闫志敏　华　红

原书前言

　　药品是每位患者日常生活不可或缺的组成部分。除预期的治疗效果外，药品可能导致临床表现、严重程度和发生频率各异的口腔不良反应，典型表现为口腔溃疡、大疱样损害、苔藓样反应和色素沉着等。一些药品的口腔不良反应与其直接毒性相关，如治疗骨质疏松症和肿瘤骨转移的双膦酸盐类药物或地舒单抗，在防止骨量丢失的同时对骨组织有直接毒性，诱发药物相关性颌骨坏死。另一些药品，如抗血栓药可增加出血风险，导致自发性出血或手术并发症，化疗和生物治疗药物可增加感染风险。药品的口腔不良反应给患者的健康和生活质量带来或轻或重的影响，严重者甚至危及生命，但其往往被低估甚至被误诊。

　　本书阐释了药品口腔不良反应的患病率及临床表现，同时特别关注伴随技术进步应运而生的各种新疗法所致的口腔不良反应，旨在帮助临床医师、口腔各科医师和护理人员了解基本损害，以做出及时和正确诊断。

　　我们要感谢我们的同事（临床医师、外科医师、药品安全专家等）对这项工作所做的贡献。

Sarah Cousty & Sara Laurencin-Dalicieux

目　录

第1章
药品不良反应与药物警戒

Adverse Drug Reactions, Iatrogenic Diseases, Drug Safety, and Pharmacovigilance: Importance and Interest for Patients and Their Physicians

Jean-Louis Montastruc Haleh Bagheri Genevieve Durrieu Isabelle Lacroix
François Montastruc **著**
郭志刚 郑利光 **译**

概述

近年来,西立伐他汀、罗非昔布、利莫那班(Rimonabant)、西布曲明、尼美舒利、苯氟雷司、罗格列酮等药品由于安全性问题相继撤市,引起了专业人员对于药物警戒(pharmacovigilance,PV)的高度关注。上述药品撤市事件的发生,突显出日常实践中对药品使用和药品安全监测的困境。本章将对药品安全、药物警戒、医源性疾病的临床重要性进行阐述。

一、药物警戒的定义与监管机构

20 世纪 60 年代全球发生了著名的沙利度胺药害事件,其影响之一是推动了各国开始建立药物警戒体系,以研究药品不良反应(adverse drugs reactions,ADR),而法国是在 20 世纪 70 年代中期观测到铋性脑病后开始构建药物警戒体系,目的是研究药品不良反应。药品不良反应是指合格药品在正常用法用量下或滥用后出现的与用药目的无关的有害反应。法国 2011 年 12 月 29 日修订的法规显示,药物警戒的目的是监测、评估、预防和管理用药导致的不良反应及其风险。当然,"药物警戒"一词会让人联想到具有双重含义的希腊词源 "pharmakon",即药与毒。

药品不良反应经常发生,其导致了 5%~10% 的患者住院治疗、5%~10% 的患者门诊就诊,并且 25%~30% 的住院患者住院期间发生了药品不良反应。法国区域药物警戒中心一项调查显示，每年有14万人次住院患者（精神疾病除外）经历过1次药品不良反应，远高于心肌梗死人数，相应支出也大于年度糖尿病管理成本。依据这些数据，可以估算法国每年与药品不良反应相关的死亡人数为1万～3万。这些药品不良反应可能来源于处方药，也可能发生于自我药疗（包括所谓专家推荐药和"民间神药"等非处方药品）。这些药品不良反应临床表现各异，可表现为皮肤、心脏、神经及精神症状，甚至导致跌倒和骨折；而这些案例中30%～50%是可以避免的。对可避免的不良反应，尤其是可被药效学解释的不良反应，必须尽可能采取预防措施以优化药品使用。总之，药品不良反应已经成为工业化国家第四大死亡原因。

药品不良反应发生十分频繁，该如何减少其发生呢？完全消除药品不良反应似乎是不可能的，因为我们无法预估和控制每个患者服药后的反应和敏感性。究其首要原因是人类基因多态性，其能预测群体但无法预估个体用药反应。我们只能回溯与疾病相关的易感基因的出现，以及与外源性物质（如其他药品、食品和环境污染物）的相互作用。这一点凸显了遗传药理学和药物基因组学在预防高风险患者发生药品不良反应的药物警戒体系中的重要性。

药物警戒的目标是多重的，如药品不良反应监测（信号评估）、风险量化（药品不良反应发生率）、同药理作用或治疗类别药品风险比较、药品风险一级和二级预防、医务人员和公众信息传递、完善药理学知识以促进合理用药等。药物警戒还可用来从已上市药品的不良反应中发现新的治疗适应证，典型案例包括在治疗感染时发现了β肾上腺素受体阻断药的降压作用和磺酰胺类药物的降糖作用。此外，药物警戒的最新目标是健康风险管理，这一目标既可以在国家层面由药品监管部门实施，也可以在地区层面由区域卫生机构落实。

在法国，药物警戒体系由31个分散的区域药物警戒中心共同构建，收集、确证和评价药品不良反应。区域药物警戒中心还负责向卫生专业人员和公众传递药品信息，同时针对药品安全开展合理用药相关培训，完成药品监管部门任务，实施调研，以及提供专业知识。区域药物警戒中心还需要进行药品安全相关研究，而这是一个已被忽视的研究领域。

除了公共药物警戒体系，制药公司也必须监测其药品的安全性。制药公司在某个国家收集到的药品不良反应信息需上传至法国国家药品监管部门、欧洲药品管理局和世界卫生组织，以供紧急情况下药物警戒调查使用。制药公司还必须向卫生部

第 1 章　药品不良反应与药物警戒
Adverse Drug Reactions, Iatrogenic Diseases, Drug Safety, and Pharmacovigilance: Importance and
Interest for Patients and Their Physicians

门递交阶段性药品安全性评估报告。

欧洲药物警戒评估委员会（European Pharmacovigilance Risk Assessment Committee，PRAC）负责欧洲药物警戒事项和管理决策，包括提高药品安全性、药品信息传递、限制药品使用和撤市。

二、药物警戒研究方法

从药理学、毒理学实验到临床试验结果和药物流行病学数据，有大量方法可以对药品使用风险进行定量评价。然而，不同于药品临床疗效研究，证据等级的概念并不适用于药品风险评价。在药物警戒体系中，信息通常来源于临床前药学研究、临床试验、自发报告或药物流行病学分析等多个途径。尽管方法适用性之间有优劣，但我们不应忽视任何一种方法。由于需要综合考虑疾病和药品的基础研究、临床研究和流行病学数据，药物警戒决策依然很困难。

基础药理学和毒理学等研究资料是在药品临床前研究阶段获得的数据，阐述了药品产生疗效和毒性的作用机制，是药物警戒典型证据之一。例如，在降糖药物研发早期便观察到，吡格列酮对 PPAR 受体（α 和 γ 受体）具有亲和力，这一机制后续才被用来解释和预测该药使用后膀胱癌风险的发生。

药品首次应用于人体的临床试验阶段是发现药品不良反应信息的来源之一。然而，该阶段更适合用于研究疗效，而不是药品安全。该阶段研究不良反应的局限可以总结为 5 个"过于"：①临床试验过于短暂；②适应证过于狭窄；③涉及的年龄组过于有限（儿童和老人纳入过少）；④入组人数过于少；⑤涉及的医疗情境状况过于简单。例如，孕妇通常不会被纳入新药试验中。加之考虑当前药品提前批准上市的情况，这就进一步减少了上市前评估。不过，尽管如此，药物临床试验有时能提供重要信息，如 2004 年罗非昔布便是在临床试验过程中监测到血栓形成风险增加而撤市。

故而，后续更多药品不良反应一般出现在 Ⅳ 期临床试验阶段，即上市后。自发报告制度是药物警戒的基石，也就是卫生专业人员将药品不良反应报告发送至药物警戒区域中心的相关制度。自 2011 年起，欧洲新法规要求自发报告不应仅仅是针对严重或未知的不良反应，而是应报告任何可疑的不良反应。此规定的卫生专业人员涉及医生、牙医、助产士和药师，当然也可能是其他卫生专业人员，甚至是患者及其照顾者。其中，最后一项增加的患者报告对药物警戒和药品安全具有全新意义。

自发报告具有如下一些优势：运行简单，成本经济，贯穿所有药品的全生命周期，可生成信号，形成关联性假设，并可以对系列事件的共同点进行描述。然而，自发报告经常面临信息不全和漏报的情况，导致无法真正了解人群中不良反应的真实发生率。漏报的原因包括：忽视自发报告要求，对卫生专业人员在药物警戒和自发报告要求上培训不足，缺乏人员激励机制，担心暴露出培训和知识不足，担心诉讼风险，以及缺乏卫生部门官方反馈。另外，自发报告也难以了解药品不良反应的真实发生频率和发生率。相较于临床试验仅能披露"十分常见"（$\geqslant 10\%$）和"常见"（$1\%\sim10\%$）不良反应，自发报告不受发生率的影响，是当前唯一可以监测任何类型药品不良反应，尤其是"十分罕见"（$<0.01\%$）的不良反应的方法，因此自发报告仍然是药物警戒的基本方法。

药品不良反应报告会从医学或药理学角度进行记录和分析，并进行因果关联性评价，分析药品和不良反应之间的关系。因果关联性评价计分包含两个部分：一部分为"外在"关联，即是否为参考书载明，是否为临床药理学和药物警戒相关书籍现有数据、药品特点总结或文献报道内容等；另一部分为"内在"关联，结合了"时间关系"得分和"症状关系"得分。时间关系得分通过三个方面评价：①药品不良反应发生时间是否在服药后（激发）；②临床表现进展情况，尤其是停用可疑药物后（去激发）；③药品再激发后，不良反应是否再次出现。症状关系得分需要通过鉴别诊断排除其他疾病，通过临床观察中得到的临床或临床旁资料评价得到。结合这两部分，便是最终"内在"关联评价，从 I_0（不可能）到 I_4（极有可能）评为 5 级。一旦完成评价，药物警戒报告将不再搁置，而是被上传到法国国家药品监管部门登记，首先会在法国国家药物警戒数据库中登记，之后在世界卫生组织乌普萨拉药物警戒监测中心 VigiBase® 数据库中登记。因此，当一个或多个药品发生安全问题时，药物警戒中心和卫生部门专家将能够查询是否存在其他已披露的病例，从而建立预警，并讨论药品的利益风险。

药物警戒中心不仅具备信号监测职责，也是相关从业者获得最新药品不良反应、药品疗效、药物相互作用、高危人群（老人、肝肾功能不全、孕妇及哺乳期患者等）用药等信息的独立渠道。从药物警戒中心获取信息目前对于处方医生是极其重要的。因此，药物警戒中心现已被当作临床和医疗用药中一个单元，发挥如下作用：①药品不良反应判断和管理；②药品信息来源的独立渠道；③普通人群和高危人群的药品处方优化。

至此，自发报告实现了信号监测，之后，药物流行病学运用流行病学的方法对药品不良反应进一步研究和量化，定量分析药品安全风险。

第 1 章 药品不良反应与药物警戒
Adverse Drug Reactions, Iatrogenic Diseases, Drug Safety, and Pharmacovigilance: Importance and
Interest for Patients and Their Physicians

运用药物流行病学方法可以将自发报告数据扩大到人群水平进行研究，可以首先开展描述性的横断面研究，如围绕 2009—2010 年冬季甲型 H_1N_1 流感疫苗的使用，进行某一天的数据分析或药物警戒集中随访研究。然而，这些方法无法评估"十分罕见"（<0.01%）的不良反应。队列研究在药物警戒中也具有重要地位，其具备前瞻性优点，可以计算相对危险度（relative risk，RR），消除记忆偏差等偏倚，对研究发生率在 0.1% 以上的不良反应很适用。不过，队列研究需要大量患者，并且耗时耗力，又不足以研究罕见不良反应，同时存在一些无法消除的偏倚，如选择偏倚、分类偏倚、混杂偏倚或失访。除了队列研究，病例对照研究也用于药物警戒流行病学。与队列研究相比，其效率更快，成本更低，可以通过计算比值比（odds ratio，OR）研究罕见不良反应和潜伏期较长的不良反应，还可以发现与药品相关的其他风险因素。由于其本质为回顾性研究，会受到记忆偏差的影响。同时，药物流行病学研究经常遇到的对照组选择困境，也是病例对照研究面临的问题。病例对照可以研究发生率在 0.01% 以上的不良反应，其预警作用已被证实对确证预期不良反应或长期才能发现的不良反应具有重要作用。需要强调的是，没有一种药物流行病学方法可以确证药品与不良反应发生之间的因果关系，不论是队列研究还是病例对照研究。药物流行病学仅能推断两者之间可能的相关性。

药物警戒研究的其他方法包括资料交叉引证法、信息捕捉与再捕捉法（用以准确了解药品不良反应发生率）、数据库分析法（尤其是结合案例或非案例进行分析），也可以将药物流行病学研究结果和药品的药理学性质相结合进行分析，有助于理解和获得药品不良反应的发生机制（如在 5- 羟色胺 5-HT_{2c} 受体、组胺 H_1 受体与抗精神药物诱发糖尿病之间建立关联）。以上药物警戒结合药效学的研究，不仅能够发现新的药品不良反应，还能解释发生机制问题。

最近发现的一个药物警戒信息来源是患者或消费者在网络论坛（博客）上的叙述。网络讨论可能会成为一种新的信息来源，尽管存在诸多局限性，但是能帮助药物警戒体系发现更多预警。

结论

为提高药品处方质量，药物警戒和医源性疾病监测现已成为日常临床实践的重要组成部分。药物警戒知识必须传授给所有卫生专业学生，并在医院、诊所和门诊实践中不断完善。

实际上，在处方开具前应当具备三个意识。

1. 药理学意识　药理学意识包括定义药品的药理学特点和治疗分类，这需要回顾药品主要的药效学作用和药代动力学特征，如对细胞色素的影响、消除途径和药物相互作用等。

2. 药物警戒意识　当患者出现任何不适或症状时，必须联想到药品原因。正如"医源性意识"阐述的那样："如果这是药品导致的，会如何？"面对任何疾病，考虑到药品因素是非常有意义的，可以避免开展作用有限、价格昂贵、有潜在风险的多余检查。

3. 药物警戒报告意识　这一意识可以帮助其他医师和用药患者未来获得更合理、更安全的处方。

参考文献

［1］Abou Taam M, Rossard C, Cantaloube I, Bouscaren N, Pochard L, Montastruc F, Montastruc JL, Bagheri H. Analyse of internet narratives on patient websites before and after benfluorex withdrawal and media coverage. Fundam Clin Pharmacol. 2012;26(Suppl 1):79.

［2］Bagheri H, Lacroix I, Bondon-Guitton E, Damase-Michel C, Montastruc JL. Cyberpharmacovigilance: what is the usefulness of the social networks in pharmacovigilance? Therapie. 2016;71:241–4.

［3］Baron JA, Sandler RS, Bresalier RS, Lanas A, Morton DG, Riddell R, Iverson ER, Demets DL. Cardiovascular events associated with rofecoxib: final analysis of the APPROVe trial. Lancet. 2008;372:1756–64.

［4］Belton KJ. Attitude survey of adverse drug-reaction reporting by health care professionals across the European Union. The European Pharmacovigilance Research Group. Eur J Clin Pharmacol. 1997;52:423–7.

［5］Bondon-Guitton E, Despas F, Becquemont L. The contribution of pharmacogenetics to pharmacovigilance. Therapie. 2016;71:223–8.

［6］But TF, Cox AR, Oyebode J, Ferner RE. Internet accounts of survivors of serious adverse drug reactions: a study of experiences of Stevens Johnson syndrome and toxic epidermal necrolysis. Drug Saf. 2011;34:898.

［7］Caillet C, Durrieu G, Jacquet A, Faucher A, Ouaret S, Perrault-Pochat MC, Kreft-Jaïs C, Castot A, Montastruc JL, French Network of Pharmacovigilance Centres. Safety surveillance of influenza A(H1N1)v monovalent vaccines during the 2009-2010 mass vaccination campaign in France. Eur J Clin Pharmacol. 2011;67(6):649–51.

［8］Carpenter D, Zucker EJ, Avorn J. Drug-review deadlines and safety problems. N Engl J Med. 2008;358:1354–61.

［9］Faillie JL. Case-non case studies: principles, methods, bias and interpretation. Therapie. 2018;73:247–55. pii: S0040-5957(17)30178-6.

［10］Faillie JL, Montastruc F, Montastruc JL, Pariente A. Pharmacoepidemiology and its input to pharmacovigilance. Therapie. 2016;71:211–6.

［11］Hazell L, Shakir SA. Under-reporting of adverse drug reactions: a systematic review. Drug Saf. 2006;29:385–96.

［12］Hillaire-Buys D, Faillie JL, Montastruc JL. Pioglitazone and bladder cancer. Lancet. 2011;378:1543–4.

［13］Lafond J. Pharmacovigilance implemented by patients: a necessity in the 21th century. Therapie. 2016;71:245–8.

［14］Lagnaoui R, Moore N, Fach J, Longy-Boursier M, Begaud B. Adverse drug reactions in a department of systemic diseases-oriented internal medicine: prevalence, incidence, direct costs and avoidability. Eur J Clin Pharmacol. 2000;56:181–6.

［15］ Laroche ML, Batz A, Geniaux H, Fechant C, Merle L, Maison P. Pharmacovigilance in Europe: place of the Pharmacovigilance Risk Assessment Committee (PRAC) in organization and decisional process. Therapie. 2016;71:161–70.

［16］ Lazarou J, Pomeranz BH, Corey PN. Incidence of adverse drug reactions in hospitalized patients: a meta-analysis of prospective studies. JAMA. 1998;279:1200–5.

［17］ Lugardon S, Desboeuf K, Fernet P, Montastruc JL, Lapeyre-Mestre M. Using a capture-recapture method to assess the frequency of adverse drug reactions in a French university hospital. Br J Clin Pharmacol. 2006;62:225–31.

［18］ Miremont-Salamé G, Théophile H, Haramburu F, Bégaud B. Causality assessment in pharmacovigilance: the French method and its successive updates. Therapie. 2016;71:179–86.

［19］ Montastruc JL, Bagheri H, Geraud T, Lapeyre-Mestre M. Pharmacovigilance of self-medication. Therapie. 1997;52:105–10.

［20］ Montastruc JL, Sommet A, Lacroix I, Olivier P, Durrieu G, Damase-Michel C, Lapeyre-Mestre M, Bagheri H. Pharmacovigilance for evaluating adverse drug reactions: value, organization, and methods. Joint Bone Spine. 2006;73:629–32.

［21］ Montastruc F, Palmaro A, Bagheri H, Schmitt L, Montastruc JL, Lapeyre-Mestre M. Role of serotonin 5-HT2C and histamine H1 receptors in antipsychoticinduced diabetes: a pharmacoepidemiological-pharmacodynamic study in VigiBase. Eur Neuropsychopharmacol. 2015;25:1556–65.

［22］ Olivier P, Boulbes O, Tubery M, Lauque D, Montastruc JL, Lapeyre-Mestre M. Assessing the feasibility of using an adverse drug reaction preventability scale in clinical practice: a study in a French emergency department. Drug Saf. 2002; 25:1035–44.

［23］ Pouyanne P, Haramburu F, Imbs JL, Begaud B. Admissions to hospital caused by adverse drug reactions: cross sectional incidence study. French Pharmacovigilance Centres. Br Med J. 2000; 320:1036.

［24］ Smith Rogers A. Adverse drug events: identification and attribution. Drug Intell Clin Pharm. 1987;21:915–20.

［25］ Vial T. French pharmacovigilance: missions, organization and perspectives. Therapie. 2016;71: 143–50.

［26］ Zed PJ, Abu-Laban RB, Balen RM, Loewen PS, Hohl CM, Brubacher JR, Wilbur K, Wiens MO, Samoy LJ, Lacaria K, Purssell RA. Incidence, severity and preventability of medication-related visits to the emergency department: a prospective study. CMAJ. 2008;178:1563–9.

第 2 章
药物性牙龈肥大
Drug-Induced Gingival Overgrowth

Léa Bontemps   Frédérick Gaultier   Fani Anagnostou   Anne-laure Ejeil   Sophie-Myriam Dridi **著**

李 鹏 **译**

概述

药物性牙龈肥大（drug-induced gingival overgrowth，DGO）属于医源性牙龈疾病，影响口腔功能、美观及患者的生活质量。1939 年，Kimball 首次报道苯妥英钠可导致牙龈肥大的不良反应，其后学者们发现其他药物也可引起牙龈肥大。

药物性牙龈肥大的患病率尚无确切数据，本病除在癫痫患者中高发外，也越来越多地发生于心血管疾病患者或器官移植者中。

本章所涉及药物的主要作用靶点及药理作用各不相同，但这些药物对牙龈结缔组织的作用类似。药物性牙龈肥大的发生与牙龈结缔组织稳态的破坏有关，其具体的病理生理学机制尚不明确。

药物性牙龈肥大的鉴别诊断至关重要，同时需多学科联合诊疗。因此，本章的目标包括以下三个方面。

- 阐述药物性牙龈肥大的发病机制。
- 阐明药物性牙龈肥大的临床表现和鉴别诊断方法。
- 制订药物性牙龈肥大的治疗方案。

一、发病机制

（一）相关药物

引起牙龈肥大的药物主要有三类，即苯妥英钠、免疫抑制药（主要是环孢素）和钙通道阻滞药（表 2-1）。

苯妥英钠为苯妥英类钠盐，是一种非镇静类抗癫痫药，具有抗惊厥作用，可用于治疗癫痫和特定类型的神经痛。苯妥英钠作用于钠离子通道并影响其传导，从而抑制剧烈和反复的癫痫发作，

表 2-1 各类药物所致药物性牙龈肥大的患病率 *

药 物	商品名®	患病率		
		Dongari 等	Brown 等	Gawron 等
抗惊厥药				
苯妥英钠	大仑丁	50%		
丙戊酸钠	德巴金	罕见		
苯巴比妥	鲁米那	<5%	10%~83%	70%
氨己烯酸	喜保宁	罕见		
卡马西平	得理多	—		
免疫抑制药				
环孢素	山地明、新山地明	25%~30% 成人，> 70% 儿童	7%~80%	8%~70%
钙通道阻滞药				
硝苯地平	拜新同	6%~15%		15%~83%
伊拉地平	导脉顺	—		
非洛地平	波依定	罕见	30%~50%	
氨氯地平	络活喜	罕见		
维拉帕米	异搏定	<5%		4%
地尔硫草	恬尔心	5%~20%		21%

*. 研究的异质性（纳入标准、评价标准和研究人群的差异）导致研究结果差异较大

预防全面强直 - 阵挛性发作（又称癫痫大发作）。

早在 1939 年，Kimball 就首次报道了应用苯妥英钠治疗的患者可发生医源性牙龈肥大。目前，苯妥英钠已被其他效果更好、不良反应更少的药物所取代，不再作为治疗癫痫的一线药物。

环孢素由两种真菌（即膨大弯颈霉和光泽柱孢菌）发酵产生，最初在 20 世纪 70 年代被用作一种抗菌药。1977 年，Borel 发现了环孢素的免疫抑制作用；环孢素既可特异性抑制淋巴细胞介导的免疫反应，而且可抑制体液免疫。除此之外，环孢素还能抑制淋巴因子 IL-2 等的产生和释放。

因此，环孢素目前被用于预防器官移植的排斥反应，也用于治疗类风湿关节炎、天疱疮、类天疱疮、银屑病和特应性皮炎。20 世纪 80 年代初，已有报道接受环孢素治疗的患者可发生药物性牙龈肥大。

自 1978 年以来，钙通道阻滞药主要用于预防高血压。这类药物可作用于钙离子通道的 α_1 亚基，抑制细胞外钙离子内流，进而造成平滑肌松弛、血管扩张、血压下降，并使房室传导时间减慢、心率下降。

钙通道阻滞药与药物性牙龈肥大的关系最早由 Ramon 于 1984 年报道。二氢吡啶类钙通道阻滞药和非二氢吡啶类钙通道阻滞药均可导致药物性牙龈肥大，前者导致牙龈肥大的患病率更高。

（二）危险因素

应用苯妥英钠、环孢素和钙通道阻滞药治疗的患者一般不会发生全口牙龈肥大。药物引起的牙龈肥大严重程度各异，且在不同患者中差别很大。因此可能存在个体对相关药物反应性的差异，并可据此将患者分为相关药物的"有反应者"和"无反应者"。个体对药物的敏感性与配体 - 受体亲和力、细胞离子转运能力、细胞更新速率或细胞合成能力有关。

除遗传因素外，药物性牙龈肥大尚存在以下危险因素（图 2-1）。

● 年龄：儿童和青少年的患病率及病变严重程度高于成人，在应用抗惊厥药物和环孢素的人群中，这一趋势尤为明显。

● 性别：男性患病率和严重程度高于女性。

● 药代动力学：药物剂量的影响尚不清楚，目前认为可能需要达到一定的药物浓度阈值才能引发牙龈的变化，并且每个患者的浓度阈值是不同的。

● 合并应用的其他药物具体如下。

  – 当苯妥英钠与其他抗惊厥药物联合应用时，患病率增加。

  – 当环孢素与钙通道阻滞药联合应用以降低环孢素的肾毒性时，牙龈肥大的严重程度增加。

  – 当环孢素与泼尼松龙或硫唑嘌呤联合应用时，牙龈肥大的严重程度降低。

● 有无牙菌斑及患者的牙周健康状况。

在牙周病的分类中提到了牙菌斑是导致牙龈肥大发生的重要辅助因素，药物性牙龈肥大被列入"菌斑性牙龈病并受药物影响"的分类。目前的研究很难判断是牙菌斑生物膜导致了药物性牙龈肥大的发生，还是药物性牙龈肥大导致了牙菌斑的堆积。药物性牙龈肥大亦可发生在口腔卫生良好的患者中，但临床证据表明，牙菌斑诱发的炎症的确加剧了药物性牙龈肥大的临床表现。当存在外部牙菌斑滞留因素（如正畸矫治器）时，牙龈肥大的患病率和严重程度也会相应增加。有体外研究结

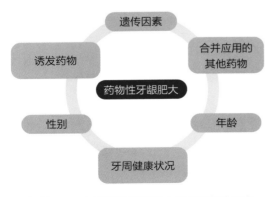

▲ 图 2-1　与药物性牙龈肥大相关的危险因素

果表明，牙龈炎症反应中促炎细胞因子的作用与牙龈肥大严重程度之间有相关性。例如，与硝苯地平共培养组相比，硝苯地平联合 IL-1β 共培养组的成纤维细胞胶原合成显著增加。存在牙周致病菌脂多糖时，IL-1β 的分泌量增加，因此，IL-1β 可在一定程度上解释牙菌斑的存在与药物性牙龈肥大之间的关系。

有学者研究了服药前牙周状况对药物性牙龈肥大的影响，发现在应用环孢素治疗的患者中，给药前患有牙周病增加了发生严重药物性牙龈肥大的风险；在应用其他药物时亦得到了类似的结果。然而，在器官移植后的前 6 个月，即使对应用环孢素的患者采取严格的口腔卫生维护方案，亦不能防止药物性牙龈肥大的发生。因此，牙菌斑控制的预防性措施可以降低牙龈肥大的严重程度，但不足以防止其发生。

众所周知，在牙龈结缔组织、皮肤和其他器官中存在功能不同的细胞亚群，而细胞亚群的存在是解释不同患者的牙龈对同一种药物的反应具有显著差异的关键。牙龈的临床表现和组织学特征的差异可反映出其成纤维细胞亚群存在着差异，而不同成纤维细胞亚群对同一种药物的反应不同。这一假设得到了体外研究的支持，已有研究表明，苯妥英钠会导致一部分成纤维细胞亚群的蛋白合成发生变化。尽管证据充分，但目前尚未发现能够用于识别药物性牙龈肥大高风险人群的牙龈成纤维细胞表型标志物。

（三）病理生理学机制

药物性牙龈肥大的病理生理学机制尚不明确。目前的研究结果认为，其病因是多因素相互作用的结果，包括分子、微生物相关的牙龈炎症和牙齿位置等。

活检牙龈的组织学分析显示，细胞数量和细胞外基质的增加与药物本身的作用无直接关联，而是由结缔组织的合成与降解之间的失衡导致的（表 2-2）。

已有研究证明，细胞因子和生长因子在药物性牙龈肥大中起关键作用。结缔组织生长因子（connective tissue growth factor, CTGF）、表皮生长因子（epidermis growth factor, EGF）、胰岛素样生长因子（insulin-like growth factors, IGF）、血小板源性生长因子（platelet-derived growth factor, PDGF）和转化生长因子 -β（transforming growth factor, TGF-β）是纤维化发生的标志物，其可刺激成纤维细胞的增殖，进而促进胶原和其他细胞外基质的合成（图 2-2）。

体外和体内研究均表明，诱发药物性牙龈肥大的相关药物可刺激以上因子的表达并激活相关信号通路。

在药物作用下，成纤维细胞释放的血管紧张素Ⅱ（angiotensin Ⅱ, Ang Ⅱ）增多，

组　织	病理改变
上皮	• 过度不全角化 • 钉突明显伸长进入结缔组织 • 上皮浅层形成微脓肿（多形核中性粒细胞聚集灶）
结缔组织	• 成纤维细胞增多 • 胶原纤维束数量增加 • 内质网发达且线粒体数量适中：胶原合成活跃 • 细胞外基质增加：包括蛋白聚糖、硫酸化/非硫酸化糖胺聚糖、己糖胺、糖醛酸 • 血管网增加，血管通透性升高 • 以浆细胞和淋巴细胞为主的慢性炎症细胞浸润

表 2-2　与药物性牙龈肥大相关的牙龈表现

进而引起 TGF-β 表达增加。药物亦可使内皮素 -1（endothelin-1, ET-1）的表达增加，从而刺激成纤维细胞的增殖，导致 TGF-β 合成的增加。

药物还可导致肥大细胞脱颗粒的增加，类胰蛋白酶和糜蛋白酶的释放增多，以及成纤维细胞和角质形成细胞有丝分裂的增强。

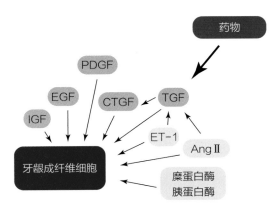

▲ 图 2-2　药物激活的作用于牙龈成纤维细胞的生长因子和细胞因子

IGF. 胰岛素样生长因子；EGF. 表皮生长因子；PDGF. 血小板源性生长因子；CTGF. 结缔组织生长因子；TGF. 转化生长因子；ET-1. 内皮素 -1；Ang Ⅱ. 血管紧张素 Ⅱ

除了药物对信号通路的刺激，相关的炎症过程亦发挥了作用。药物性牙龈肥大与牙龈炎症密切相关，在牙龈炎症存在时，牙龈合成代谢的增加亦会导致其结缔组织成分增加。

药物性牙龈肥大的病理生理学机制不仅包括前述提到的药物导致细胞增殖和分子释放增加的作用，还涉及药物干扰钙离子转运，进而对降解机制产生阻断的作用。导致牙龈肥大的三类药物均可造成阳离子通道的阻滞，进而使细胞质的 Ca^{2+} 水平下降（表 2-3）。

胶原可经吞噬降解或胶原酶降解。体外实验中，在苯妥英钠、环孢素和硝苯地平的作用下，可见成纤维细胞对胶原的吞噬作用呈剂量依赖性下降。

胶原吞噬的第一步有赖于胶原和成纤维细胞之间的相互作用。α- 整合素是成纤维细胞表面的胶原受体，其与胶原的亲和

表 2–3 药物对阳离子通道的阻滞作用		
苯妥英钠	环孢素	钙通道阻滞药
• 膜去极化：抑制可兴奋膜对 Ca^{2+} 的转运	• 膜去极化：抑制可兴奋膜对 Ca^{2+} 的转运 • 抑制牙龈成纤维细胞摄取 Ca^{2+}	• 抑制 L 型 Ca^{2+} 通道，抑制 Ca^{2+} 转运 • 抑制牙龈成纤维细胞摄取 Ca^{2+}

性受细胞质 Ca^{2+} 水平的调节。药物可通过干扰成纤维细胞的 Ca^{2+} 浓度改变其 α-整合素的胶原亲和性，进而影响胶原的连接，阻断细胞的胶原吞噬作用。

阳离子通道的阻滞还会抑制细胞膜对叶酸的主动转运。细胞对叶酸的吸收方式有两种，一种是受阳离子通道调节的主动转运，另一种是被动扩散。因此，药物引起的 Ca^{2+} 通道阻滞将导致成纤维细胞对叶酸吸收减少，造成龈沟上皮更新紊乱和胶原酶激活障碍。

机体可利用叶酸合成 DNA 的嘧啶碱基和嘌呤碱基。叶酸缺乏主要影响更新较快的细胞，其通过干扰 DNA 合成、减慢有丝分裂，进而影响细胞的成熟。因此，叶酸缺乏会影响沟内上皮的成熟，从而削弱牙龈对细菌性炎症的防御反应。

这一定程度上解释了无牙区很少发生药物性牙龈肥大的原因，在无牙区，结缔组织被厚厚的角化上皮所保护，而在有牙区，将结缔组织与口腔环境隔开的沟内上皮较薄且为非角化上皮。因此，任何影响该上皮完整性的因素都会使牙龈组织更容易受到炎症的影响，因而也更容易受到药物的不利影响。

牙龈成纤维细胞可合成基质金属蛋白酶（matrix metalloproteinase, MMP），通过降解细胞外基质参与组织重建；还能合成 MMP 的抑制物，即金属蛋白酶组织抑制剂（tissue inhibitor of metalloproteinase, TIMP）。胶原酶的激活是一个复杂的过程，依赖于包括 TIMP 和 MMP，以及钙黏蛋白 E（E-cadherin）、Smad 蛋白和激活蛋白 1（activator protein 1, AP-1）在内的多种生物化学途径（图 2–3）。

钙黏蛋白 E 和 Smad 蛋白可活化 AP-1，

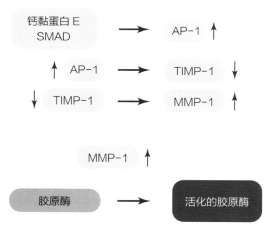

▲ 图 2–3 胶原酶激活途径
SMAD.Smad 蛋白；AP-1. 激活蛋白 1；TIMP-1. 金属蛋白酶组织抑制剂 1；MMP-1. 基质金属蛋白酶 1

从而抑制 TIMP-1。而 TIMP-1 受到抑制后会降低其对 MMP-1 的抑制作用,这一过程是胶原酶活化所必需的。

现已证明,叶酸浓度的下降会导致钙黏蛋白 E 和 Smad-4 的表达减少,进而干扰前述的连锁反应,MMP-1 受到抑制会使胶原酶的活化减慢,从而破坏胶原合成和降解的平衡,造成合成代谢的增强和胶原纤维的增加。

因此,导致药物性牙龈肥大的三类药物可通过减少阳离子转运、降低细胞吸收叶酸的能力、干扰胶原酶的激活导致结缔组织降解功能障碍。这一假设得到了以下研究结果的支持。

● 导致药物性牙龈肥大的三类药物均可诱导 E-cadherin 基因表达降低。

● 药物性牙龈肥大的牙龈中 MMP-1 水平降低。

● 服用环孢素和苯妥英钠期间 TIMP 水平升高。

已有研究建议,将局部或全身应用叶酸治疗作为药物性牙龈肥大的治疗方案(表 2-4)。造成药物性牙龈肥大的相关药物可使上皮细胞对叶酸的主动运输受阻,因此,局部使用叶酸可以增加其细胞外浓度,形成浓度梯度,从而达到通过被动扩散增加成纤维细胞叶酸摄入量的目的。

此外,体外实验显示,在一些造成药物性牙龈肥大的相关药物的作用下,成纤维细胞群的细胞死亡过程减慢。硝苯地平一方面可通过黏附作用减少细胞死亡,另一方面可通过抑制亚硝化应激反应,减少细胞通过凋亡途径死亡。环孢素能够抑制诱导细胞凋亡的分子,如 Fas-L、半胱氨酸天冬氨酸蛋白酶和细胞色素 C。因此,硝苯地平和环孢素具有对抗细胞凋亡机制的保护作用,从而导致成纤维细胞和细胞外基质增加。

然而,药物性牙龈肥大并不是单纯纤维性的。人牙龈标本的病理检查显示,牙

表 2-4 叶酸在药物性牙龈肥大治疗中的作用			
用药途径	效 果	作 用	作 者
局部用药	有效	治疗作用	Drew 等(1987)
全身用药	有效	治疗作用	Backman 等(1989)
全身用药	无效	治疗作用	Brown 等
全身用药	有效	预防作用	Poppell 等(1991)
全身用药	有效	预防作用	Prasad 等(2004)
全身用药	有效	预防作用	Arya 等(2011)

龈病变的性质因药物不同而有所差异；苯妥英钠引起的牙龈肥大纤维化最强，环孢素引起的牙龈肥大炎症性最强，纤维所占比例较小，而硝苯地平则引起炎症和纤维化混合病变（图 2-4）。

在环孢素引起的牙龈肥大中炎症成分占据优势的病理机制尚不清楚，目前已经提出了多种假说。与此同时，有研究发现环孢素甚至具有引起肾脏和心脏纤维化的潜能。与肾脏不同的是，口腔中存在大量微生物性和物理性的刺激，导致口腔的固有免疫系统特别发达。正常情况下，固有免疫系统与获得性免疫系统之间是相互调节的。然而，环孢素可抑制受 IL-2 刺激所致的 T 淋巴细胞的产生，削弱获得性免疫反应；当获得性免疫系统因上述过程受到抑制，导致其"制衡效应"缺失时，固有免疫系统会变得异常敏感而表现为过度的固有免疫反应，进而引起炎症的出现。

此外，环孢素亦可抑制亲环蛋白，继而通过抑制脯氨酰 -3- 羟化酶活性减缓胶原的产生和成熟。脯氨酰 -3- 羟化酶（和 4- 羟化酶）可造成胶原脯氨酸残基的羟基化，促进内质网生物合成胶原三螺旋状结构。环孢素可通过抑制脯氨酰 -3- 羟化酶，发挥抑制纤维化的作用。

CTGF 被认为是成纤维细胞的成纤维活性和发生纤维化的标志，对不同药物造成的细胞内外 CTGF 进行评估，结果不尽相同。与其他药物相比，使用苯妥英钠治疗的患者 CTGF 水平更高。相反，在应用环孢素治疗的过程中，几乎检测不到 CTGF，而炎症浸润显著增加。

当发生环孢素诱导的牙龈肥大时，成纤维细胞合成的促炎细胞因子 IL-6 增加。考虑到炎症过程中脂多糖（lipopolysaccharide, LPS）的存在会导致 IL-6 水平的增加，这种现象的出现可能是由于这些患者牙龈炎症加重。

因此，药物性牙龈肥大的病因是多因素的，其特征是结缔组织的合成和降解机制之间的不平衡（图 2-5）。

二、临床表现和鉴别诊断

（一）临床表现

牙龈形态的早期改变通常发生在用药后的 1～3 个月，而明显的牙龈增生可能会更晚出现。牙龈形态的改变通常始于龈乳头，表现为龈乳头的水肿，其表面光滑或呈颗粒状。随后，肿大的范围扩展到牙龈的其他部位，使牙龈呈分叶状甚至结节

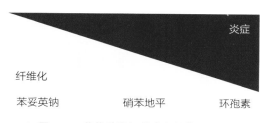

炎症

纤维化

苯妥英钠　　　　硝苯地平　　　　环孢素

▲ 图 2-4　药物种类与炎症和纤维化的关系

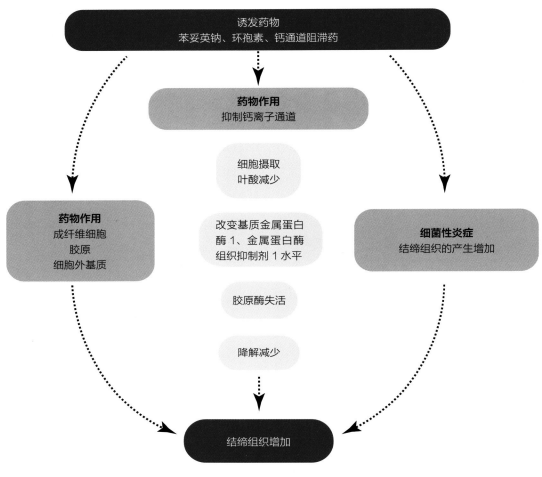

▲ 图 2-5 药物性牙龈肥大的发病机制

状，并逐渐降低临床牙冠的高度，甚至极端情况下，牙冠会被牙龈完全覆盖。牙龈增生主要累及前牙区的唇颊侧牙龈。

大多数情况下，不同药物导致的牙龈肥大临床表现是相似的，不会因药物的种类不同而有所差异。然而，在文献中有例外情况的报道主要发生在应用苯巴比妥和环孢素的患者中：使用苯巴比妥治疗的患者全口牙龈广泛增生，而无龈乳头处分叶表现，并且后牙区的牙龈病变比前牙区还要严重；而在应用环孢素时，增生牙龈的炎症反应更重，牙龈出血明显，常在较大的牙龈分叶上出现小乳头状和颗粒状病变（图 2-6）。

一般情况下，牙龈增生没有症状或症状轻微，伴有不同程度的功能性改变

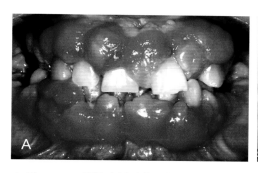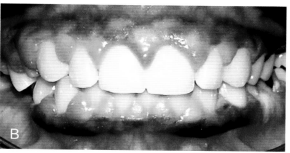

▲ 图 2-6　**A.** 环孢素导致的牙龈肥大；**B.** 氨氯地平导致的牙龈肥大。牙菌斑通过促进炎症反应进一步加重牙龈增生

和影响。

● 牙龈的增生组织对牙齿施加压力，常造成牙齿移位和继发性牙齿间隙的产生，并导致言语障碍和美学缺陷。

● 牙龈增生常造成食物嵌塞，导致牙齿敏感和口臭。口臭发生还与牙龈体积增加导致龈袋形成，刷牙效率降低有关。龈袋一旦形成，龈袋中的龈下生物膜就会成为革兰阴性厌氧菌为优势的生态系统，这些细菌可破坏牙周组织。因此，在用药时不能忽视牙周破坏的风险，应注意防范牙龈炎到牙周炎的转变。

如果患者因使用环孢素导致免疫功能低下，还有发生慢性真菌感染的风险。同时，牙龈炎症还可通过改变黏膜的屏障作用，促使念珠菌侵入上皮层。

（二）鉴别诊断

正在接受药物治疗的患者发生了牙龈肥大并不能直接诊断为医源性牙龈肥大，原因有以下两个方面。

● 药物性牙龈肥大可与其他牙龈疾病共存，甚至可能相互影响。

● 药物性牙龈肥大的病损并不完全由药物引起。

因此，鉴别诊断尤其重要；牙龈肥大可以是其他良性疾病、牙龈增生相关的综合征及多种系统性疾病的早期表现，应首先排除这些疾病。

在临床检查中应注意以下方面。

● 全身病史和牙科病史。

● 病变的发生情况、位置和外观。

● 症状和相关的体征。

约 10 种疾病可导致与药物性牙龈肥大相似的临床表现（表 2-5）。

1. 恶性疾病　急性白血病是最重要的需要鉴别诊断的恶性疾病；白血病细胞浸润牙龈组织可引起弥漫性牙龈肥大，与药物性牙龈肥大非常相似（图 2-7）。患者的全身状况发生改变，还可出现贫血、中

表 2-5 药物性牙龈肥大的主要鉴别诊断

	病损表现	功能评价	宿主评价	诊断标准	治疗方案
急性白血病	• 恶性牙龈增生 • 急性进展 • 坚韧、纤维性、脆弱的牙龈 • 明显的龈乳头损伤	• 牙龈疼痛（±） • 牙龈大量出血 • 溃疡、苍白、非典型性牙痛（±）、巨唇（±） • 发热 • 坚韧/持续性淋巴结肿大 • 全身情况的改变：虚弱、厌食、体重减轻 • 鼻出血、紫癜、瘀点、瘀斑	• 所有年龄 • 所有人群	• 活体组织检查 • 血液检查：全血细胞减少，髓母细胞增多 • 专科检查	住院诊疗（血液科）
非霍奇金淋巴瘤	• 恶性牙龈增生（较为罕见） • 多为肿瘤表现 • 慢性进展 • 坚韧、纤维性的牙龈	• 发热 • 坚韧/持续性淋巴结肿大 • 全身情况的改变（±）：虚弱、厌食、体重减轻、盗汗 • 肺、盆腔、腹部疼痛（±） • 咳嗽（±）	• 所有年龄 • 所有人群 • 全身危险因素：自身免疫疾病、免疫抑制、感染（EBV、HIV、HHV8）、接触农药和辐射	• 活体组织检查 • 专科检查	住院诊疗（血液科）
伴危险因素的细菌性牙龈炎	• 水肿、增生 • 慢性进展 • 牙龈松软和发红 • 牙菌斑软和牙石	• 牙齿松动（±） • 刺激性或自发性牙龈出血 • 当出现肿胀时伴有疼痛，否则轻度或无疼痛	• 所有年龄 • 所有人群 • 局部危险因素：龋齿、矫治器、修复体、错殆畸形、口呼吸、口干 • 全身危险因素：青春期、月经周期、妊娠、口服避孕药、糖尿病	无	• 牙周治疗 • 纠正局部危险因素 • 尽量纠正全身危险因素（如糖尿病）

（续 表）

	病损表现	功能评价	宿主评价	诊断标准	治疗方案
牙龈瘤	<ul><li>血管性肉芽肿：光滑、发红的瘤样改变，溃疡（±），继发性纤维化（±）</li><li>急性进展</li><li>巨细胞病变：紫红色叶状外生性瘤样改变</li><li>骨吸收（±）</li></ul>	<ul><li>疼痛（±）（继发溃疡时出现疼痛）</li><li>牙龈大量出血</li><li>牙齿松动（±）（巨细胞病变时出现牙齿松动）</li></ul>	<ul><li>血管性肉芽肿：女性、年轻患者</li><li>所有人群</li><li>局部危险因素：牙石、龋齿、矫治器、修复体</li><li>全身危险因素：青春期、妊娠（妊娠中期）、糖尿病</li></ul>	活体组织检查	<ul><li>牙周治疗</li><li>手术切除</li></ul>
浆细胞龈炎	<ul><li>水肿、增生</li><li>慢性进展</li><li>前牙区</li><li>牙龈坚韧、发红</li><li>牙龈乳头顶端变平（±）</li><li>骨吸收（±）</li></ul>	<ul><li>牙齿松动（±）</li><li>刺激性或自发性牙龈出血</li><li>牙龈高度敏感</li></ul>	<ul><li>所有年龄</li><li>所有人群</li><li>局部危险因素：接触过敏原</li></ul>	活体组织检查	<ul><li>牙周治疗</li><li>手术切除</li></ul>
坏血病	<ul><li>良性的牙龈增生</li><li>慢性进展</li><li>牙龈水肿发红</li><li>骨吸收（±）（坏血病慢性迁延延时出现骨吸收）</li></ul>	<ul><li>牙齿松动（慢性）</li><li>自发性牙龈出血</li><li>瘀点、紫癜、瘀斑</li><li>头发营养不良，"螺旋状头发"、脱发</li><li>下肢水肿</li></ul>	<ul><li>所有年龄</li><li>所有人群</li><li>全身危险因素：营养不良</li></ul>	<ul><li>饮食情况</li><li>维生素 C 检测</li></ul>	补充维生素
克罗恩病	<ul><li>良性牙龈增生</li><li>慢性进展</li><li>牙龈坚韧、发红、无痛</li><li>全口牙龈高度的改变</li></ul>	<ul><li>牙龈出血（±）</li><li>黏膜裂隙状溃疡</li><li>口唇水肿（±）</li><li>口唇皲裂（±）</li><li>发热（±）</li><li>厌食、体重减轻（±）</li><li>腹痛、腹泻</li></ul>	<ul><li>青少年/成人（15—40 岁）</li><li>遗传易感性</li></ul>	<ul><li>活体组织检查</li><li>血液检查：营养缺乏、C 反应蛋白升高</li><li>专科检查</li></ul>	住院诊疗（消化科）

（续　表）

病损表现		功能评价	宿主评价	诊断标准	治疗方案
结节病	• 良性牙龈增生 • 慢性进展 • 牙龈坚韧、发红、无痛 • 全口牙龈高度的改变	• 刺激性或自发性牙龈出血 • 累及唾液腺、舌部、上腭（±） • 发热（±） • 淋巴结肿大 • 体重减轻（±） • 呼吸困难（±） • 胸痛、咳嗽（±）	• 成人 • 所有人群	• 活体组织检查 • 专科检查	住院诊疗（内科）
遗传性牙龈纤维瘤病	• 良性牙龈增生 • 慢性进展 • 牙龈坚韧、不出血 • 全口牙龈高度的改变 • 牙齿阻生和移位（±）	• 咀嚼障碍（±） • 语言障碍（±） • 可伴多毛症 • 可伴智力发育迟滞	• 儿童（牙齿萌出时） • 家族性（±） • 独立发病或与综合征有关	专科检查	• 牙周治疗 • 影响美观或功能时手术切除
I型神经纤维瘤病	• 良性、单侧牙龈增生 • 慢性进展 • 牙龈坚韧、不出血 • 牙齿萌出障碍（±）	• 神经纤维瘤 • 色素异常（即斑疹） • 骨骼疾病	• 所有年龄 • 所有人群 • 家族性（±） • 17号染色体上的神经纤维蛋白基因突变	专科检查	住院诊疗（内科或皮肤科）

性粒细胞减少和血小板减少相关的口腔表现。M$_4$ 和 M$_5$ 急性髓系白血病有特异性累及牙龈的趋势，因此在临床怀疑牙龈病损系急性白血病的诊断时，要进行血细胞计数检查。

非霍奇金淋巴瘤可累及口腔，大多数病例表现为肿瘤或溃疡，也有报道患者表现为龈乳头增生。通过组织活检及患者无合并淋巴瘤相关的一般体征可以排除非霍奇金淋巴瘤。

2. 良性疾病　细菌性牙龈炎可在内分泌因素的影响下加重，产生明显、广泛性的肿大（图 2-8）。纠正内分泌相关危险因素并结合牙周治疗可使牙龈病损缓解。

在特殊情况下，牙龈瘤可能看起来像弥漫性肿瘤，必须找出相关创伤或激素因素。对牙龈病损切除活检可明确诊断（图 2-9）。

浆细胞龈炎是一种罕见的免疫反应，临床表现虽可与药物性牙龈肥大类似，但龈乳头通常无增生表现（图 2-10）。对病

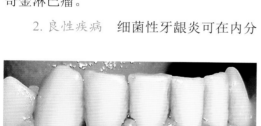

▲ 图 2-7　急性白血病患者牙龈肥大（图片由 Dr N. Moreau—Paris Descartes 提供）

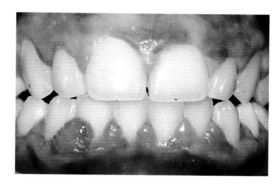

▲ 图 2-8　妊娠期龈炎

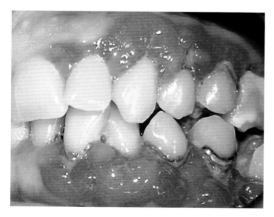

▲ 图 2-9　分娩后仍未恢复正常的弥漫性妊娠期牙龈瘤

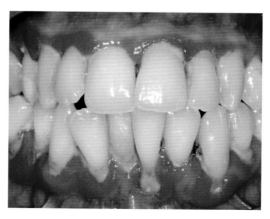

▲ 图 2-10　浆细胞龈炎

损进行活体组织检查能够明确诊断。

营养不良患者的牙龈增生可能与维生素 C 缺乏有关，这些患者表现出全身情况的下降，以及皮肤和皮肤附属器的异常，牙龈炎症和出血尤其明显（图 2-11）。

肉芽肿性疾病（如克罗恩病）和结节病（图 2-12）经常导致先于其他黏膜病变和全身症状的牙龈肥大。而韦格纳肉芽肿的牙龈病损由于具有特征性的"草莓"样改变，较容易与药物性牙龈肥大鉴别。

遗传性牙龈纤维瘤病（图 2-13）和Ⅰ型神经纤维瘤病（图 2-14）也可导致牙龈肥大。由于这些遗传性疾病通常患病早期即已诊断，因此患者往往知晓牙龈肥大是由这两种遗传病导致的。

三、治疗方案

在开始用药之前，应采取预防性的牙

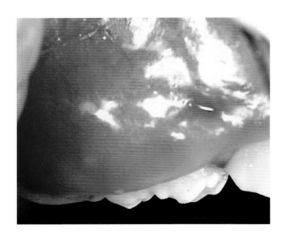

▲ 图 2-11　坏血病患者的牙龈肥大（图片由 Dr C.Joseph—Nice Sofia Antipolis 提供）

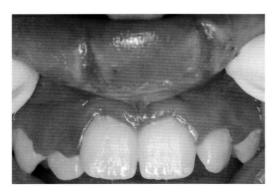

▲ 图 2-12　结节病患者的牙龈肥大

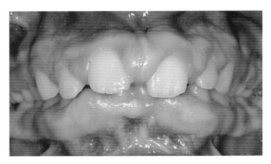

▲ 图 2-13　遗传性牙龈纤维瘤病患者的牙龈肥大

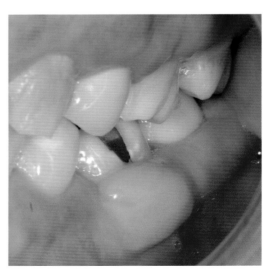

▲ 图 2-14　Ⅰ型神经纤维瘤病患者的牙龈肥大

周治疗，但预防措施能否实施取决于患者的健康状况，并不一定适用或可行。因此，在大多数情况下，是在牙龈肥大出现后才开始进行治疗。

首先要进行有效的牙周治疗。牙周治疗包括四个步骤，其中第三步不是必需的（图 2-15）。其治疗目标是减轻炎症，同时恢复和保持牙周组织的健康、功能和美观。

若牙龈病损的牙周非手术治疗效果不理想，如表现为持续性不消退的纤维性增生，则应联系相关医师，尽可能更换药物以减少对牙周组织的影响。

（一）治疗相关的宣教

治疗相关的宣教是第一步也是至关重要的一步，目的是使患者能够处理与其慢性疾病相关的不良反应。宣教的重点是鼓励患者形成良好的依从性，以促进其按计划治疗。具体实施方法主要是尽可能以浅显易懂的方式解释牙周治疗和自我维护在治疗中的基础地位。

（二）牙周非手术治疗

牙周非手术治疗旨在控制牙菌斑引起的感染。

1. 口腔卫生指导。

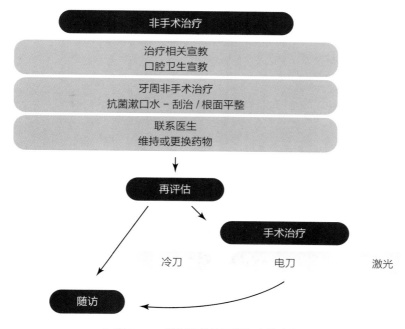

▲ 图 2-15　控制药物性牙龈肥大的主要步骤

2. 用手动或电动牙刷刷牙齿和牙龈表面，配合使用含氟牙膏以减少龋齿发生的风险。

3. 有附着丧失时进行刮治和根面平整，对含有龈下菌斑生物膜的牙龈或牙周袋清创处理。

4. 在治疗期间使用不含酒精的 0.12% 氯己定抗菌漱口水。氯己定的抗菌作用非常适合牙周病的治疗，其可限制口腔内细菌的扩散，同时由于其具有抗炎特性，还可降低刷牙产生的敏感性。

5. 对环孢素造成的免疫抑制患者给予抗生素治疗。

6. 如果牙菌斑引起的重度牙周炎与医源性牙龈肥大有关，应给予必要的抗生素治疗。医源性牙龈肥大时牙周袋上皮结构完全紊乱，有利于革兰阴性厌氧菌生长并侵入上皮。

7. 常用的抗生素包括 2 种，即甲硝唑和阿奇霉素。甲硝唑（用法：1.5～2g/d，从牙周治疗开始至少用药 7 天）可有效抑制龈下生物膜，但其具有肾毒性等不良反应，并能改变环孢素的肝脏代谢。阿奇霉素效果更强，并且与环孢素没有相互作用，用药剂量为 250～500mg/d，服用 3～5 天即可。这些抗生素的作用与药物分子的特殊结构使其在酸性生态系统中更加稳定有关。此外，动物研究表明，阿奇霉素可刺激成纤维细胞的吞噬活性，从而使胶原合成和降解恢复平衡状态。

8. 在合并细菌和真菌感染的患者中，或对真菌具有易感性的患者中，必须同时使用抗生素和抗真菌药物，以避免真菌的假菌丝侵入组织中。

9. 解除牙科治疗造成的医源性问题和不良修复体（如去除悬突）同样至关重要。

（三）牙周手术

对于严重的牙龈肥大，非手术治疗有时不能恢复满意的牙龈形态（图 2-16），

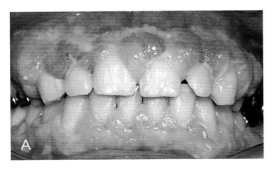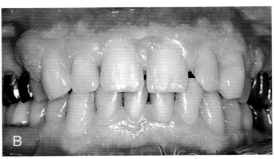

▲ 图 2-16　应用环孢素和氨氯地平治疗的患者
A. 初始情况；B. 牙周非手术治疗及更换氨氯地平后的情况

往往需要手术治疗。

手术的主要困难是处理出血，由于增生牙龈组织中血管网及其通透性的增加，牙龈出血通常非常严重。可以使用冷刀、电刀或激光（CO_2 激光，810nm 二极管激光）进行牙龈切除术（表 2-6）。使用冷刀有双重好处：牙龈切除时能够以内斜和外斜切口进行；可以采用混合厚度的根向复位瓣，以减少前庭侧牙周袋的深度。

（四）牙周维护

无论初始牙龈肥大有多严重，定期和个性化的牙周随访是维持临床疗效的必要条件（图 2-17）。

结论

药物性牙龈肥大是常见的牙周病变，治疗较为困难，需要与临床专科医生密切合作。

牙周治疗的成功有赖于临床方案的科学性和严谨性。临床医生应对患者进行严格的菌斑控制和完善的牙周非手术治疗，手术治疗需深思熟虑。牙龈炎症的控制和规律、长期牙周随访是防止复发的重要决定因素，尤其是在不能更换药物的情况下。

此外，有待开展标准化的研究探索药物性牙龈肥大的细胞和分子机制，为开发新的预防和治疗策略提供依据。

表 2-6　冷刀、电刀、激光治疗药物性牙龈肥大的优缺点		
	优　点	缺　点
冷刀	• 临床应用广泛（始于 1941 年） • 高效准确的切割 • 有可能同时进行内、外斜牙龈切除术 • 可采用根向复位瓣 • 术后牙龈轮廓较好（前牙区适用）	• 术中出血 • 术后症状：水肿、疼痛、瘢痕 • 手术时间长
电刀	• 良好的止血控制	• 热性组织坏死：延迟愈合 • 术后症状：水肿、疼痛、瘢痕 • 难以改变牙龈形态，无法根向移动唇侧牙龈 • 临床应用较少
810nm 二极管 CO_2 激光	• 良好的止血控制 • 高效准确的切割 • 形成适于愈合的血凝块 • 可进行术区消毒 • 减轻术后症状：水肿、瘢痕 • 与冷刀相比，6 个月后复发的风险降低	• 难以改变牙龈形态，无法根向移动唇侧牙龈 • 成本和设备依赖性 • 临床应用较少

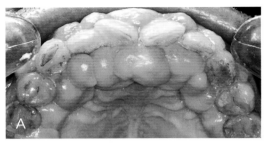
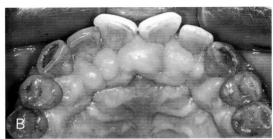
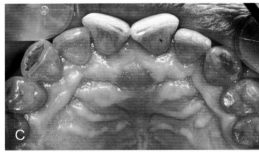

▲ 图 2-17　应用环孢素和氨氯地平治疗的患者
A. 初始情况；B.未更换治疗药物，牙周非手术治疗后的情况；C. 未更换治疗药物，手术后的情况（随访 14 个月）

参考文献

［1］ Agrawal AA. Gingival enlargements: differential diagnosis and review of literature. World J Clin Cases. 2015;3(9):779–88.

［2］ Armitage GC. Development of a classification system for periodontal diseases and conditions. Ann Periodontol Am Acad Periodontol. 1999;4(1):1–6.

［3］ Asgary S, Aminzadeh N. Unilateral gingival enlargement in patient with neurofibromatosis type I. N Y State Dent J. 2012;78(6):50–3.

［4］ Aslangul E, Gadhoum H, Badoual C, Szwebel T, Perrot S, Le Jeunne C. A chronic gingival hypertrophy. Rev Med Interne. 2009;30(3):260–1.

［5］ Barclay S, Thomason JM, Idle JR, Seymour RA. The incidence and severity of nifedipine-induced gingival overgrowth. J Clin Periodontol. 1992;19(5):311–4.

［6］ Bekisz O, Darimont F, Rompen EH. Diffuse but unilateral gingival enlargement associated with von Recklinghausen neurofibromatosis: a case report. J Clin Periodontol. 2000;27(5):361–5.

［7］ Brown RS, Arany PR. Mechanism of drug-induced gingival overgrowth revisited: a unifying hypothesis. Oral Dis. 2015;21(1):e51–61.

［8］ Brown RS, Beaver WT, Bottomley WK. On the mechanism of drug-induced gingival hyperplasia. J Oral Pathol Med. 1991;20(5):201–9.

［9］ Calne RY, White DJ. The use of cyclosporin A in clinical organ grafting. Ann Surg. 1982;196(3):330–7.

［10］ Cole JA, Warthan MM, Hirano SA, Gowen CW, Williams JV. Scurvy in a 10-year-old boy. Pediatr Dermatol. 2011;28(4):444–6.

［11］ Coletta RD, Graner E. Hereditary gingival fibromatosis: a systematic review. J Periodontol. 2006;77(5):753–64.

［12］ Cotrim P, Martelli-Junior H, Graner E, Sauk JJ, Coletta RD. Cyclosporin A induces proliferation in human gingival fibroblasts via induction of transforming growth factor-beta1. J Periodontol. 2003;74(11): 1625–33.

［13］ Dongari-Bagtzoglou A, Research, Science and

Therapy Committee, American Academy of Peri-
odontology. Drug-associated gingival enlarge-
ment. J Periodontol. 2004;75(10):1424–31.

[14] Fujimori Y, Maeda S, Saeki M, Morisaki I, Ka-
misaki Y. Inhibition by nifedipine of adherence-
and activated macrophage-induced death of
human gingival fibroblasts. Eur J Pharmacol.
2001;415(1):95–103.

[15] Gawron K, Łazarz-Bartyzel K, Potempa J, Cho-
myszyn-Gajewska M. Gingival fibromatosis: clin-
ical, molecular and therapeutic issues. Orphanet J
Rare Dis. 2016;11:9.

[16] Gelfand EW, Cheung RK, Mills GB. The cyc-
losporins inhibit lymphocyte activation at more
than one site. J Immunol. 1987;138(4):1115–20.

[17] Graves DT, Li J, Cochran DL. Inflammation and
uncoupling as mechanisms of periodontal bone
loss. J Dent Res. 2011;90(2):143–53.

[18] Güzel A, Köksal N, Aydın D, Aslan K, Gören F,
Karagöz F. A rare clinical presentation of sarcoid-
osis; gingivitis. Oral Surg Oral Med Oral Pathol
Oral Radiol. 2013;116(4):e280–2.

[19] Hassell TM, Hefti AF. Drug-induced gingival
overgrowth: old problem, new problem. Crit Rev
Oral Biol. 1991;2(1):103–37.

[20] Heasman PA, Hughes FJ. Drugs, medications and
periodontal disease. Br Dent J. 2014;217(8):411–9.

[21] Hou GL, Huang JS, Tsai CC. Analysis of oral
manifestations of leukemia: a retrospective study.
Oral Dis. 1997;3(1):31–8.

[22] Iacopino AM, Doxey D, Cutler CW, Nares S, Sto-
ever K, Fojt J, et al. Phenytoin and cyclosporine
A specifically regulate macrophage phenotype
and expression of platelet-derived growth factor
and interleukin-1 in vitro and in vivo: possible
molecular mechanism of drug-induced gingival
hyperplasia. J Periodontol. 1997;68(1):73–83.

[23] Ilgenli T, Atilla G, Baylas H. Effectiveness of
periodontal therapy in patients with drug-induced
gingival overgrowth. Long-term results. J Peri-

odontol. 1999;70(9):967–72.

[24] Joshi C, Shukla P. Plasma cell gingivitis. J Indian
Soc Periodontol. 2015;19(2):221–3.

[25] Jung J-Y, Jeong Y-J, Jeong T-S, Chung H-J, Kim
W-J. Inhibition of apoptotic signals in overgrowth
of human gingival fibroblasts by cyclosporin A
treatment. Arch Oral Biol. 2008;53(11):1042–9.

[26] Kantarci A, Cebeci I, Tuncer O, Carin M, Firatli
E. Clinical effects of periodontal therapy on the
severity of cyclosporin A-induced gingival hyper-
plasia. J Periodontol. 1999;70(6):587–93.

[27] Khocht A, Schneider LC. Periodontal manage-
ment of gingival overgrowth in the heart trans-
plant patient: a case report. J Periodontol. 1997;68
(11):1140–6.

[28] Kimball O. The treatment of epilepsy with sodium
diphenylhydantoinate. JAMA. 1939;112:1244–5.

[29] Kwon JH, Song JC, Lee SH, Lee SY, Yang CW,
Kim YS, et al. Non-Hodgkin's lymphoma man-
ifest as gingival hyperplasia in a renal transplant
recipient. Korean J Intern Med. 2005;20(4):330–4.

[30] Lankarani KB, Sivandzadeh GR, Hassanpour S.
Oral manifestation in inflammatory bowel dis-
ease: a review. World J Gastroenterol. 2013;19
(46):8571–9.

[31] Lederman D, Lumerman H, Reuben S, Freedman
PD. Gingival hyperplasia associated with nifedip-
ine therapy. Report of a case. Oral Surg Oral Med
Oral Pathol. 1984;57(6):620–2.

[32] Lim H-C, Kim C-S. Oral signs of acute leukemia
for early detection. J Periodontal Implant Sci.
2014;44(6):293–9.

[33] Lindhe J, Lang NP, Karring T. Plaque induced
gingival diseases. In: Clinical periodontology
and implant dentistry. 5th ed. Ames: Blackwell
Munksgaard; 2008. p. 405–19.

[34] Lucas RM, Howell LP, Wall BA. Nifedipine-in-
duced gingival hyperplasia. A histochemical
and ultrastructural study. J Periodontol. 1985;
56(4):211–5.

［35］Mavrogiannis M, Ellis JS, Seymour RA, Thomason JM. The efficacy of three different surgical techniques in the management of drug-induced gingival overgrowth. J Clin Periodontol. 2006b; 33(9):677–82.

［36］Mavrogiannis M, Ellis JS, Thomason JM, Seymour RA. The management of drug-induced gingival overgrowth. J Clin Periodontol. 2006a;33 (6):434–9.

［37］Maxymiw WG, Wood RE, Lee L. Primary, multi-focal, non-Hodgkin's lymphoma of the jaws presenting as periodontal disease in a renal transplant patient. Int J Oral Maxillofac Surg. 1991;20(2):69–70.

［38］Mesa FL, Osuna A, Aneiros J, Gonzalez-Jaranay M, Bravo J, Junco P, et al. Antibiotic treatment of incipient drug-induced gingival overgrowth in adult renal transplant patients. J Periodontal Res. 2003;38(2):141–6.

［39］Modéer T, Mendez C, Dahllöf G, Andurén I, Andersson G. Effect of phenytoin medication on the metabolism of epidermal growth factor receptor in cultured gingival fibroblasts. J Periodontal Res. 1990;25(2):120–7.

［40］Moffitt ML, Bencivenni D, Cohen RE. Drug-induced gingival enlargement: an overview. Compend Contin Educ Dent. 2013;34(5):330–6.

［41］Nagpal S, Acharya AB, Thakur SL. Periodontal disease and anemias associated with Crohn's disease. A case report. N Y State Dent J. 2012;78 (2):47–50.

［42］Nakou M, Kamma JJ, Andronikaki A, Mitsis F. Subgingival microflora associated with nifedipine-induced gingival overgrowth. J Periodontol. 1998;69(6):664–9.

［43］Paik J-W, Kim C-S, Cho K-S, Chai J-K, Kim C-K, Choi S-H. Inhibition of cyclosporin A-induced gingival overgrowth by azithromycin through phagocytosis: an in vivo and in vitro study. J Periodontol. 2004;75(3):380–7.

［44］Raut A, Huryn J, Pollack A, Zlotolow I. Unusual gingival presentation of post-transplantation lymphoproliferative disorder: a case report and review of the literature. Oral Surg Oral Med Oral Pathol Oral Radiol Endod. 2000;90(4):436–41.

［45］Savage NW, Daly CG. Gingival enlargements and localized gingival overgrowths. Aust Dent J. 2010;55(Suppl 1):55–60.

［46］Seymour RA, Ellis JS, Thomason JM. Risk factors for drug-induced gingival overgrowth. J Clin Periodontol. 2000;27(4):217–23.

［47］Spatafore CM, Keyes G, Skidmore AE. Lymphoma: an unusual oral presentation. J Endod. 1989;15(9): 438–41.

［48］Strachan D, Burton I, Pearson GJ. Is oral azithromycin effective for the treatment of cyclosporine-induced gingival hyperplasia in cardiac transplant recipients? J Clin Pharm Ther. 2003;28(4):329–38.

［49］Subramani T, Rathnavelu V, Alitheen NB. The possible potential therapeutic targets for drug induced gingival overgrowth. Mediators Inflamm. 2013;2013: 639468.

［50］Thomason JM, Seymour RA, Rice N. The prevalence and severity of cyclosporin and nifedipine-induced gingival overgrowth. J Clin Periodontol. 1993;20(1): 37–40.

［51］Tipton DA, Stricklin GP, Dabbous MK. Fibroblast heterogeneity in collagenolytic response to cyclosporine. J Cell Biochem. 1991;46(2):152–65.

［52］Trackman PC, Kantarci A. Molecular and clinical aspects of drug-induced gingival overgrowth. J Dent Res. 2015;94(4):540–6.

［53］Uzel MI, Kantarci A, Hong HH, Uygur C, Sheff MC, Firatli E, et al. Connective tissue growth factor in drug-induced gingival overgrowth. J Periodontol. 2001;72(7):921–31.

［54］Varga E, Lennon MA, Mair LH. Pre-transplant gingival hyperplasia predicts severe cyclosporin-induced gingival overgrowth in renal transplant patients. J Clin Periodontol. 1998;25 (3):225–30.

[55] Vogel RI. Gingival hyperplasia and folic acid deficiency from anticonvulsive drug therapy: a theoretical relationship. J Theor Biol. 1977;67(2): 269–78.

[56] Williamson MS, Miller EK, Plemons J, Rees T, Iacopino AM. Cyclosporine A upregulates interleukin-6 gene expression in human gingiva: possible mechanism for gingival overgrowth. J Periodontol. 1994;65(10):895–903.

[57] Wilson RF, Morel A, Smith D, Koffman CG, Ogg CS, Rigden SP, et al. Contribution of individual drugs to gingival overgrowth in adult and juvenile renal transplant patients treated with multiple therapy. J Clin Periodontol. 1998;25(6):457–64.

[58] Wong W, Hodge MG, Lewis A, Sharpstone P, Kingswood JC. Resolution of cyclosporin-induced gingival hypertrophy with metronidazole. Lancet Lond Engl. 1994;343(8903):986.

第3章
药物诱发的口腔黏膜色素沉着
Drug-Induced Oral Mucosal Pigmentation

Henri Tenenbaum　Catherine Petit　Olivier Huck　**著**

何汶秀　**译**

一、背景

口腔黏膜色素沉着是一种常见的临床症状，可表现为局灶性或广泛性损害，其可为生理性改变（即种族或族裔性色素沉着），也可由内源性色素（如黑色素、血红蛋白、含铁血黄素或胡萝卜素）的沉积造成或由外源性物质（如银汞合金）的接触诱发。黑色素主要由上皮基底层的黑素细胞产生，并通过其膜结合细胞器黑素小体转移至邻近的角质形成细胞中。除此之外，皮肤和黏膜中神经嵴来源的痣细胞也能够合成黑色素。黑色素沉积的数量和部位不同可导致病损部位颜色差异较大，呈现棕色、蓝色、灰色或黑色等。

生理性色素沉着具有种族相关性，主要见于深肤色人群中，其常发生于牙龈和颊黏膜，并具有双侧对称分布的特点。

口腔黏膜的病理性色素沉着常与系统性疾病相关，如 Peutz-Jeghers 综合征、Laugier-Hunziker 综合征、Addison 病等。罕见疾病如多骨纤维性结构不良、Nelson 综合征，以及甲状腺功能亢进症等，亦与口腔黏膜的黑色素沉着相关。此外，烟草刺激（吸烟者的色素沉着）和存在长期慢性炎症（如口腔扁平苔藓、天疱疮和类天疱疮）的结缔组织中，亦可有黑色素沉积。

局部的机械、物理和化学刺激可进一步加重口腔黏膜色素沉着。长期慢性刺激甚至可导致口腔恶性黑色素瘤的发生。

口腔黏膜药物相关不良反应的轻重和临床表现随着药物种类、药效动力学及药代动力学的不同、个体对药物代谢的差异而有所变化。口腔黏膜色素沉着可由多种药物诱发，包括抗疟药（如磷酸氯喹、羟氯喹、奎尼丁、奎纳克林）、镇静药（如氯丙嗪）、化疗药（如多柔比星、白消安、博来霉素、环磷酰胺、氯法齐明、伊马替尼）、抗逆转录病毒药（如齐多夫定）、抗生素（如四环素、米诺环素、酮康唑）和轻泻药（如酚酞）。

准确诊断病理性口腔黏膜色素沉着是临床医生面临的重大挑战。为应对这一难题，口腔科医生应全面掌握口腔黏膜色素沉着病损的临床表现及其诱因，以便明确诊断并在必要时及时转诊患者。

二、口腔黏膜色素沉着的病因

引起口腔黏膜色素沉着的原因多种多样，根据其相关的色素来源不同可分为内源性色素（如黑色素、血红蛋白、含铁血黄素蛋白、胡萝卜素）沉着和外源性色素（如金属和药物相关性色素）沉着。

Kauzman 等根据病因，同时结合病损分布特点对口腔黏膜色素沉着进行了分类（图 3-1）。

（一）生理性口腔黏膜色素沉着

口腔黏膜色素沉着与种族密切相关。生理性色素沉着在亚洲、非洲和地中海人种中非常常见，表现为发生在双侧牙龈和硬腭黏膜上的多发性或弥漫性浅棕色至深棕色色素斑。牙龈的色素沉着程度与皮肤色素沉着程度相对应。在浅肤色人群中，牙龈少有色素沉着，而在深肤色人群中，牙龈的色素沉着十分常见。

口腔黏膜的颜色改变与组织中一种或多种色素的沉积相关，口腔前部的色素沉着通常更为明显，这种色素沉着与黑素

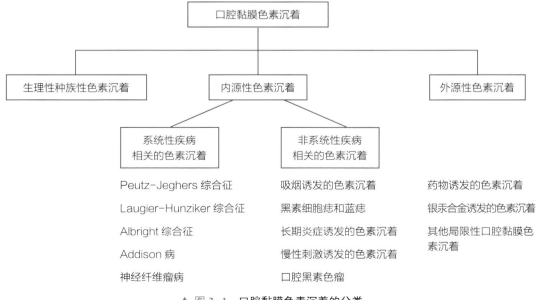

▲ 图 3-1 口腔黏膜色素沉着的分类

细胞的活性而非数量的增加有关。色素沉着的程度和面积有随着年龄增长而增加的趋势，但有时这种趋势并不明显（图 3-2 和图 3-3）。

（二）内源性口腔黏膜色素沉着

1. 系统性疾病相关的色素沉着　口腔黏膜色素沉着可与多种系统性疾病相关，如 Peutz-Jeghers 综合征、Laugier-Hunziker 综合征、Albright 综合征、Addison 病和神经纤维瘤病等，表现为黏膜和皮肤的咖啡斑或弥漫性色素沉着。

Peutz-Jeghers 综合征是一种罕见的常染色体显性遗传性疾病，表现为肠道错构瘤性息肉，伴有明显的皮肤和黏膜黄斑色素沉着。Peutz-Jeghers 综合征患者患肠癌的风险比普通人群高 15 倍。在 Peutz-Jeghers 综合征中，由于 *LKB1* 基因突变激活了 Wnt/β-catenin 信号通路，刺激黑素细胞产生过量的黑色素，最终导致色素沉着病损的出现。

Laugier-Hunziker 综合征是一种罕见

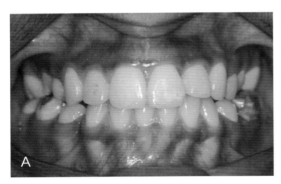
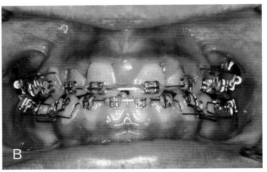

▲ 图 3-2　一名北非女性牙龈部位的生理性种族性色素沉着
A. 患者 16 岁时的牙龈色素沉着表现；B. 患者 36 岁时的牙龈色素沉着表现

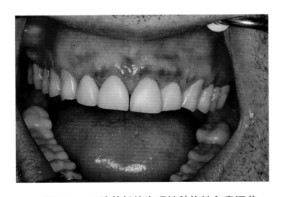

▲ 图 3-3　口腔前部的生理性种族性色素沉着

的获得性疾病，其特征为成人口腔黏膜弥漫性色素沉着和纵向的黑甲病损，其皮肤的黄斑病损直径通常小于 5mm。Laugier-Hunziker 综合征是一种良性疾病，不累及其他系统，并且无恶变倾向。

Albright 综合征（又称 McCune-Albright 综合征、多发性骨纤维发育不良伴性早熟综合征）是一种罕见的遗传性疾病，其特征为骨、皮肤和黏膜色素沉着，以及伴性早熟的内分泌功能障碍。黑素细胞中 *GNAS1* 基因突变和 cAMP 介导酪氨酸激酶的活化可能在该病色素沉着病损的形成中起重要作用。

Addison 病的特征是原发性肾上腺皮质功能不全、皮质醇和醛固酮的产生减少，而刺激性促肾上腺皮质激素分泌增加。Addison 病通常发展缓慢，可表现为腹痛、乏力和体重减轻，并可出现特定部位皮肤和（或）口腔黏膜的色素沉着。

神经纤维瘤病色素沉着的病理生理学机制尚不明确。

在上述疾病中，固有层中产生过量的黑色素，以及黑色素与噬黑素细胞之间的平衡失调导致了皮肤和（或）口腔黏膜基底细胞层黑色素的增加。如果病损处没有局部出血，则不伴有铁的沉积。

2. 吸烟者的色素沉着　吸烟可导致浅肤色人群出现口腔黏膜色素沉着，并可加重深肤色人群的生理性色素沉着。吸烟人群中色素沉着的发病率高达 21.5%，并且女性高于男性，表明女性性激素与吸烟之间可能存在协同效应。色素沉着的强度与吸烟的时间和数量有关。黑色素的增加可能会对烟雾中存在的有毒物质产生一定的生物防御作用。吸烟者的棕黑色病损最常累及的部位是前牙区唇侧牙龈，其次是颊黏膜。吸烟者的色素沉着通常可在戒烟后

的 3 年内消退。如果出现色素沉着表面隆起、颜色明显加深，或发生在不常出现的部位，则应进行活检。目前尚无证据显示吸烟者的色素沉着可发生恶变，但应警惕与吸烟相关的其他系统性不良反应。另外，我们可根据这种色素沉着的临床表现确定患者有吸烟史。

3. 黑素细胞痣和蓝痣　在口腔中，黑素细胞痣（呈棕色）和蓝痣都很少见，硬腭是其好发部位。组织学上，色素痣是痣细胞聚积而成，痣细胞存在于上皮基底层、结缔组织层或两者兼而有之，根据痣细胞所在位置，可将痣分为交界痣、皮内痣或黏膜内痣、混合痣。交界痣表面扁平，呈深棕色，痣细胞在靠近上皮表面的钉突尖端增殖。黏膜内痣和混合痣表现为典型的浅棕色、半球形隆起病损。蓝痣的特征是黑素细胞在与上皮有一定距离的深部结缔组织中增殖，因此病损呈蓝色。Buchner 等指出，黏膜内痣是口腔最常见的色素痣，多见于颊黏膜；其次是蓝痣，腭部多见。色素痣和早期黏膜恶性黑色素瘤在临床上很难鉴别，由于腭部是两者共同的好发部位，故该部位病损的鉴别诊断尤为困难。尽管口腔色素痣向黑色素瘤转化的病例报道较少，但目前认为，色素痣可能是口腔黏膜恶性黑色素瘤的前驱病损。因此，建议完全切除口腔黏膜色素痣并进行组织病理学检查。

4. 长期炎症诱发的色素沉着　文献显示，炎症后也可诱发色素沉着。苔藓样反应和扁平苔藓等可诱发口腔黏膜组织的慢性炎症状态，进而造成口腔黏膜上皮基底层和周围结缔组织中出现过量的黑色素沉着。炎症导致的色素沉着包括两个不同的过程，即炎症介质直接刺激黑素细胞产生的黑色素增加，以及黑色素的分布异常。

在上皮下结缔组织中可以发现富含黑色素的巨噬细胞（噬黑素细胞），由此推测，黑色素能够在结缔组织中释放并被噬黑素细胞吞噬。

5. 慢性刺激诱发的色素沉着　局部创伤相关的色素沉着可由异物（如灰尘）污染创面所致。局部创伤本身还可导致口腔黏膜黑棘皮瘤。口腔黏膜黑棘皮瘤是一种少见的口腔黏膜良性色素沉着性病损，其特征是树突状黑素细胞过度增殖，弥漫分布在增厚的棘层和过角化的上皮层。口腔黏膜黑棘皮瘤的临床表现为黑色或棕色的色素沉着，表面平坦或轻微隆起。与其他大多数良性色素性病损不同，黑棘皮瘤的病损有迅速扩大的趋势，增加了其恶变的可能性。黑棘皮瘤多见于年轻黑色人种女性中，而恶性黑色素瘤在这一人群中少见，这一点可用于两者的鉴别诊断。Goode等指出，颊黏膜是口腔黏膜黑棘皮瘤的好发部位，可能与颊部易受到频繁的创伤刺激有关。口腔黏膜黑棘皮瘤是一种无恶变潜能的反应性病损，可切除活检，在去除不良刺激后病损通常可自行消退。

6. 口腔黏膜恶性黑色素瘤　口腔黏膜恶性黑色素瘤和口腔黏膜黑棘皮瘤都属于少见疾病，前者在口腔恶性肿瘤中占比不足1%。在美国和欧洲，口腔黏膜恶性黑色素瘤占所有恶性黑色素瘤的0.2%～8%，但在日本，这一比例高达11%～12.4%。在黑色人种中，皮肤的恶性黑色素瘤较少见，但口腔黏膜黑色素瘤的发病率相对较高。口腔黏膜恶性黑色素瘤在男性中的发病率高于女性，腭部是最常见的部位，约占40%，牙龈占33%。口腔黏膜恶性黑色素瘤的特征是恶性黑素细胞沿着上皮和结缔组织的交界处或向深部结缔组织增殖。临床上，口腔黏膜恶性黑色素瘤可表现为无症状、缓慢生长的棕色或黑色斑块，边界具有不对称、不规则的特点，也可表现为迅速增大的肿物，伴有溃疡、出血、疼痛和骨质破坏。少数口腔黏膜恶性黑色素瘤是无色素性的。口腔黏膜恶性黑色素瘤虽然很少见，但属于危及生命的严重疾病。口腔黏膜恶性黑色素瘤往往比皮肤恶性黑色素瘤更具侵袭性，多数在发现时即已处于疾病的晚期阶段。

（三）外源性口腔黏膜色素沉着

1. 药物诱发的口腔黏膜色素沉着　药物不良反应常累及口腔黏膜。多种药物均可导致口腔黏膜的药物不良反应，其轻重及临床表现与药物种类、药效动力学及药代动力学的不同、个体对药物代谢的差异有关。口腔黏膜药物相关性色素沉着可由多种药物诱发，包括抗疟药（磷酸氯喹、羟氯喹、奎尼丁、奎纳克林）、镇静药（氯丙嗪）、化疗药（伊马替尼、博来霉素、氯法齐明、多柔比星、白消安、环磷酰胺）、抗逆转录病毒药（齐多夫定）、抗生素（四环素、米诺环素、酮康唑）、抗癫痫药（瑞替加滨）和轻泻药（酚酞）（表3-1）。

药物类别	药物名称
抗疟药	磷酸氯喹、羟氯喹、奎尼丁、奎纳克林
镇静药	氯丙嗪
化疗药物	多柔比星、白消安、博来霉素、环磷酰胺、伊马替尼、氯法齐明
抗逆转录病毒药物	齐多夫定
抗生素	酮康唑、四环素、米诺环素
轻泻药	酚酞
抗癫痫药	瑞替加滨

表 3-1　与口腔黏膜色素沉着相关的药物

药物相关性口腔黏膜色素沉着由以下因素诱发，包括药物本身的色素性分解产物、药物代谢产物与铁的螯合作用、药物诱导的黑色素形成（如酚酞）。

抗疟药（如磷酸氯喹和羟氯喹）常用于治疗多种皮肤病和风湿免疫病，具有抗炎或免疫抑制作用，能够通过药物代谢物、铁及黑色素的复杂相互作用诱发口腔黏膜的色素沉着。长期口服这些药物会导致多发性色素沉着，但这种色素沉着在停药后是可逆的。这些药物相关的口腔黏膜色素沉着是由黑素细胞受到刺激产生黑色素及药物代谢产物在组织中沉积导致的。

伊马替尼（甲磺酸伊马替尼，商品名为格列卫）是一种酪氨酸激酶抑制药，可破坏酪氨酸激酶 BCR-ABL 的活性，用于治疗癌症。美国食品药品管理局于 2001 年批准其用于慢性髓系白血病（chronic myeloid leukaemia，CML）的治疗。伊马替尼除了能够阻断 CML 中突变的 BCR-ABL 酪氨酸激酶的活性外，还可阻断黑素细胞上酪氨酸激酶受体 c-kit 与其配体的结合，降低黑素细胞活性，从而导致色素减退。伊马替尼导致的皮肤色素减退相对常见，但最近的文献有报道，服用伊马替尼的患者在硬腭上出现了弥漫性色素沉着。伊马替尼相关性色素沉着的诊断有赖于用药史和典型的临床特征，其病损是良性的，无须治疗。

氯法齐明是一种治疗麻风的强效抗炎药物，其代谢物呈红色，可导致黏膜色素沉着。

曾有报道指出，共轭雌激素可通过降低血浆皮质醇浓度和刺激促肾上腺皮质激素（adrenocorticotrophic hormone，ACTH）的产生诱导口腔黏膜色素沉着。ACTH 和 α-促黑素（alpha-melanocyte–stimulating hormone，α-MSH）都是促阿片 - 黑素细胞皮质素（pro-opiomelanocortin，POMC）的衍生物，而 ACTH 本身也可作为 α-MSH 的前体。α-MSH 是由 ACTH 的前 13 个氨基酸组成的。因此，ACTH 水平升高会增加 α-MSH 的表达，进而导致黑色素沉着。

　　氯喹和其他奎宁衍生物用于治疗疟疾、心律失常和多种免疫性疾病，如系统性红斑狼疮、盘状红斑狼疮及类风湿关节炎。与这些药物相关的口腔黏膜颜色改变一般只累及硬腭部，使硬腭呈蓝灰色或蓝黑色。

　　米诺环素等四环素类药物可用于难治性痤疮的长期治疗，其诱发的表现在口腔黏膜上的色素沉着实际上是黏膜下牙槽骨的色素沉着，而口腔黏膜本身并没有黑色素增多，牙槽骨的颜色可透过较薄的口腔黏膜（上颌前牙牙槽黏膜）使其呈灰色。

　　瑞替加滨是一种用于治疗耐药性癫痫的药物，是第一个神经元钾通道开放药物，通过提高神经元的稳定性防止癫痫发作。在 Ⅲ 期临床试验中，瑞替加滨在难治性癫痫的临床治疗中取得了较好的疗效。然而，鉴于瑞替加滨有导致皮肤、指甲、口唇、硬腭黏膜和眼部组织产生色素沉着（呈蓝紫色）的严重不良反应，欧洲药品管理局（European Medicine Agency，EMA）建议将其作为治疗难治性癫痫的最后选择。目前，瑞替他滨导致色素沉着的机制尚不清楚。最近的大鼠实验表明，瑞替加滨的色素二聚产物与色素的改变相关。然而，Shkolnik 等报道，在瑞替加滨诱发的硬腭黏膜色素性病损处取活检，其组织病理学表现为正常上皮，无黑色素沉着。

　　2. 银汞合金诱发的色素沉着　牙科银汞合金充填材料成分沉积在组织内形成色素沉着，称"银汞合金文身"，是外源性口腔黏膜色素沉着最常见的原因之一。其临床表现为大小不等的局部无症状性病损，呈蓝黑色，表面平整，病损周围不伴炎症。这种色素沉着由多种机制诱发，包括机械性渗透进入软组织、腐蚀和金属成分的释放。使用涡轮等器械切割银汞修复体、进行牙科银汞修复、拔除含有银汞修复体的牙齿时，在口腔黏膜中均可查及汞合金及其单一金属组分（包括银、汞和锡）。如果在大片银汞合金修复体相邻部位发现色素沉着，即可诊断"银汞合金文身"。

　　银汞合金的金相组成有三种：γ 相（$SnAg_3$）、γ_1 相（Hg_3Ag_2）和 γ_2 相（Sn_8Hg），其中 γ_2 相的腐蚀性最强。不同金相组成的银汞合金降解模式不同，造成色素沉着的能力也不同。γ_2 相迅速降解，不产生色素沉着；γ_1 相降解缓慢，伴有汞消耗，形成的色素颗粒中没有汞成分；γ 相降解最慢，是色素沉着的主要成因，γ相以银离子和硫酸根离子的形式持续存在。银可被固定在基底膜、胶原纤维、弹力纤维和神经束膜上，或被巨噬细胞吞噬，成为银汞合金在组织中剩余的唯一成分，锡则因腐蚀作用而消失。

通过 X 线检查可以查及软组织中存在的银汞颗粒，但由于金属分散及其颗粒过小不容易发现，约 75% 的患者的软组织中无 X 线可见的银汞颗粒。虽然银汞合金的三种金相都具有 X 线阻射性，但随着碎裂和分散，γ相可在 1 年内失去阻射性。这就是许多银汞合金相关性色素沉着病损不具有放射线阻射性，被误诊为黑变病的原因。

如果对诊断有疑问，应进行活体组织检查，验证结缔组织中是否存在银汞颗粒，并排除黑素细胞相关的病变。组织学上，银汞颗粒表现为深棕色/灰色颗粒，常沿着胶原纤维排列，偶伴有异物免疫反应。

铅笔芯中的石墨能诱发类似"银汞合金文身"的表现，这种病损最常发生在幼儿的腭前部，表现为不规则的灰黑色斑片（图 3-4）。全身摄入铅或铋也可诱发口腔黏膜色素沉着。

3. 其他外源性口腔黏膜色素沉着　正畸托槽和弓丝中含有不同比例的镍、铜、钛、钴和铬，这些正畸装置可释放金属离子，并可在口腔黏膜中检测到。

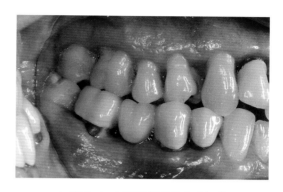

▲ 图 3-4　铅笔芯诱发的色素沉着

将托槽连接到正畸矫治器的弓丝上的银焊料释放的金属离子亦可在口腔软组织中检测到。银不是以类似银汞合金文身的方式进入黏膜中的。Joska 等证明，铸造桩核修复体的银焊料可在唾液酶和龈沟中细菌生物膜的共同作用下发生电解腐蚀。连接托槽的磨牙龈沟中存在可溶性银离子，其能够穿过牙龈上皮，与细胞含硫酶中的硫离子结合，在牙龈组织中形成不溶性沉淀物。这种情况与全身性银中毒的机制类似，全身性银中毒时，机体摄入的银在小肠中被吸收，并以可溶性胶体或盐的形式转移至血液，然后沉积在多种组织中，被还原为金属离子，与细胞含硫酶中的硫离子结合形成不可溶性硫化银，形成蓝灰色的皮肤色素沉着。

金属和金属烤瓷修复体也可能诱发牙龈色素沉着（图 3-5）。

习惯性咀嚼阿拉伯茶与口腔黏膜色素沉着相关。阿拉伯茶树（Catha edulis）是

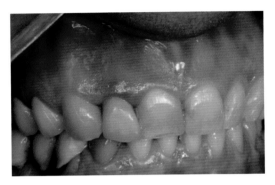

▲ 图3-5　右上侧切牙牙龈的金属烤瓷冠相关的外源性色素沉着

一种原产于也门和东非某些地区的灌木。Ashri 和 Gazi 报道，1 例阿拉伯茶咀嚼者的牙龈、颊黏膜和舌部均出现了色素沉着，同时伴有前庭沟处的散在深棕色斑片。

三、鉴别诊断

临床医生在做出诊断的过程中必须充分考虑口腔黏膜色素沉着的多种病因，认真排查任何潜在的疾病或恶性肿瘤。

口腔黏膜色素沉着可表现为局灶性、多灶性或弥漫性，颜色可呈黑色、灰色、蓝色、紫色或棕色等，表面平坦或隆起，可由局部黑色素、含铁血黄素和外源性金属的沉积导致，也可能是某些系统疾病的表征。多发性复杂性色素沉着病损可能需要与多种疾病进行鉴别诊断。对于出现口腔黏膜色素沉着病损的患者，应评估其完整的全身疾病史和口腔科病史，进行口外、口内检查和实验室检查。病史采集应包括病损的发病和持续时间、皮肤色素沉着情况、全身症状和体征（如不适、疲乏、体重减轻等）、用药情况和吸烟习惯。不要遗漏面部、口周皮肤和唇红的色素病损，并应评估口内色素沉着病损的数量、位置、大小、形态和颜色。一般来说，良性色素病损小而对称，颜色均匀，边缘规则，形态平坦或略高起。相反，边缘不规则、颜色不均一和表面溃疡则提示恶性病损。玻片压诊法和 X 线摄影等临床检查，以及血液检验等实验室检查方法均有利于明确诊断。活体组织检查有助于局限性病损的诊断，通常用于排除黑素细胞相关的病变。对于弥漫性病损，则需要更加全面的病史采集和实验室检查才能明确诊断。尽管口腔黏膜色素沉着病损发生恶变的报道较少，但不能完全排除恶变的可能性。

四、治疗

大多数表现为口腔黏膜色素沉着的病例无须治疗。

对于吸烟诱发的色素沉着，应向患者介绍戒烟的益处，并建议患者咨询内科医生或戒烟中心。对于炎症或慢性刺激诱发的口腔黏膜色素沉着，必须去除这些潜在诱因。对于药物诱发的口腔黏膜色素沉着，建议口腔科医生与内科医生沟通，在病情允许的条件下使用其他替代药物。对于银汞合金引起的色素沉着，只有在影响美观时才需要进行处理，通常是将色素沉着病损手术切除。

结论

口腔黏膜色素沉着病损的诊断十分考验临床医生的能力。医生根据临床表现仅可做出初步诊断，继而通常需要对口腔黏膜色素沉着病损进行组织学检查，才能进一步明确诊断。本章通过阐释临床最常见的口腔黏膜色素沉着病损的病因和临床表现，帮助临床医生提升对该类疾病的鉴别诊断能力。

参考文献

[1] Ashri N, Gazi M. More unusual pigmentation of the gingiva. Oral Surg Oral Med Oral Pathol. 1990;70(4):445–9.

[2] Axell T, Hedin CA. Epidemiologic study of excessive oral melanin pigmentation with special reference to the influence of tobacco habits. Scand J Dent Res. 1982;90:434–42.

[3] Barker BF, Carpenter WM, Darniels TE, et al. Oral mucosal melanomas: the WESTOP Banff workshop proceedings, Western Society of Teachers of Oral Pathology. Oral Surg Oral Med Oral Pathol Oral Radiol Endod. 1997;83:672–9.

[4] Beacher NG, Brodie MJ, Goodall C. A case report: retigabine induced oral mucosal dyspigmentation of the hard palate. BMC Oral Health. 2015;15:122.

[5] Buchner A, Hansen LS. Pigmented nevi of the oral mucosa: a clinico pathologic study of 36 new cases and review of 155 cases from the literature. Part II: analysis of 191 cases. Oral Surg Oral Med Oral Pathol Oral Radiol Endod. 1987;63:676–82.

[6] Eisen D. Disorders of pigmentation in the oral cavity. Clin Dermatol. 2000;18:579–87.

[7] Goode RK, Crawford BE, Callihan MD, Neville BW. Oral melanoacanthoma. Review of the literature and report of ten cases. Oral Surg Oral Med Oral Pathol Oral Radiol Endod. 1983;56 (6):622–8.

[8] Hedin CA, Pindborg JJ, Daftary DK, Mehta FS. Melanin depigmentation of the palatal mucosa in reverse smokers: a preliminary study. J Oral Pathol Med. 1992;21:440–4.

[9] Hemminki A. The molecular basis and clinical aspects of Peutz-Jeghers syndrome. Cell Mol Life Sci. 1999;55(5):735–50.

[10] Hicks MJ, Flaitz CM. Oral mucosal melanoma: epidemiology and pathobiology. Oral Oncol. 2000;36(2): 152–69.

[11] Hussaini HM, Waddell JN, West LM, et al. Silver solder « tattoo » a novel form of oral pigmentation identified with the use of field emission electron microscopy and electron dispersive spectrography. Oral Surg Oral Med Oral Pathol Oral Radiol Endod. 2011;112:6–10.

[12] Joska L, Venclikova Z, Poddana M, Berada O. The mechanism of gingival metallic pigmentation formation. Clin Oral Investig. 2009;13(1):1–7.

[13] Kauzman A, Pavone M, Blanas N, Bradley G. Pigmented lesions of the oral cavity: review, differential diagnosis, and case presentations. J Can Dent Assoc. 2004;70(10):682–3.

[14] Kleinegger CL, Hammond HL, Finkelstein MW. Oral mucosal hyperpigmentation secondary to antimalarial drug therapy. Oral Surg Oral Med Oral Pathol Oral Radiol Endod. 2000;90:189–94.

[15] Li CC, Malik SM, Blaeser BF, et al. Mucosal pigmentation caused by imatinib: report of three cases. Head Neck Pathol. 2012;6:290–5.

[16] Lyne A, Creedon A, Bailey BMN. Mucosal pigmentation of the hard palate in a patient taking imatinib. BMJ Case Rep. 2015;2015:1–13. https://doi.org/10.1136/bcr-2015-209335.

[17] Meleti M, Vescovi P, Mooi WJ, van der Waal I. Pigmented lesions of the oral mucosa and perioral tissues: a flow-chart for the diagnosis and some recommendations for the management. Oral Surg Oral Med Oral Pathol Oral Radiol Endod. 2008; 105(5):606–16.

[18] Mergoni G, Ergun S, Vescovi P, et al. Oral post-inflammatory pigmentation: an analysis of 7 cases. Med Oral Patol Oral Cir Bucal. 2011;16(1):e11–4.

[19] Nikitakis NG, Koumaki D. Laugier-Hunziger syndrome: case report and review of the literature. Oral Surg Oral Med Oral Pathol Oral Radiol Endod. 2013;116(1):e52–8.

[20] Pichard DC, Boyee AM, Collins MT, Lowen EW. Oral pigmentation in McCune-Albright syndrome. JAMA Dermatol. 2014;150(7):760–3.

[21] Sarkar SB, Sarkar S, Ghosh S, Bandyopadhyay S. Addison's disease. Contemp Clin Dent. 2012;3(4):484–6.

[22] Shkolnik TG, Feuerman H, Didkovsky E, et al. Blue-gray mucocutaneous discoloration: a new adverse effect of exogabine. JAMA Dermatol. 2014;150(9):984–9.

[23] Turakji B, Umair A, Prasad D, Altamini MA. Diagnosis of oral pigmentations and malignant transformations. Singapore Dent J. 2014;35:39–46.

[24] Vera-Sirena B, Risueno-Mata P, Ricart-Vaya JM, Ruiz de la Hermosa CB, Vera-Sempere F. Clinicopathological and immunohistochemical study of oral amalgam pigmentation. Acta Otorinolaringol Esp. 2012;63(5):376–81.

[25] Westbury LW, Najera A. Minocycline-induced intraoral pharmacogenic pigmentation: case reports and review of the literature. J Periodontol. 1997;68:84–91.

[26] Yarom N, Epstein J, Levi H, et al. Oral manifestations of habitual khat chewing: a case-control study. Oral Surg Oral Med Oral Pathol Oral Radiol Endod. 2010;109:60–6.

[27] Zaraa I, Labbene I, El Guellali N, et al. Kaposi's sarcoma: epidemiological, clinical, anatomopathological and therapeutic features in 75 patients. Tunis Med. 2012;90(2):116–21.

第4章
药物诱发的口腔溃疡性疾病
Drug-Induced Oral Ulcers

Sara Laurencin-Dalicieux　　Sarah Cousty　　**著**

胡晓晟　　**译**

一、背景

溃疡是黏膜上皮表面深浅不同的组织缺损。口腔溃疡导致的疼痛是患者就诊的常见原因。口腔溃疡可由创伤、营养缺乏病、感染、血液系统疾病、恶性肿瘤等多种病因导致（表4-1和图4-1）。除此之外，口腔溃疡也可由药物诱发，对其做出准确诊断较为困难。我们已熟知由化疗药物诱发的口腔溃疡，患者常因急性剧烈疼痛被迫中断化疗。在接受免疫抑制治疗的患者中，药物诱发的口腔溃疡还可继发机会性感染（包括真菌和细菌感染）。其他与药物相关的情况也应引起注意。

1. 药物的使用方式不当可造成黏膜的

表4-1　口腔溃疡类疾病（除外药物诱发的口腔溃疡）

单发溃疡	多发溃疡	复发性溃疡
急性	**急性**	
• 阿弗他溃疡（图4-4）	• 疱疹样阿弗他溃疡	• 阿弗他溃疡
• 创伤性溃疡	• 大疱或疱破损后形成的溃疡	• 贝赫切特综合征
• 嗜酸性溃疡	• 坏死性溃疡性龈炎	• 周期性中性粒细胞减少症
		• 感染性溃疡（疱疹病毒、人免疫缺陷病毒等）
慢性		• 嗜中性皮病（Sweet综合征）
• 口腔鳞状细胞癌	**慢性**	• 慢性炎症性肠病
• 感染性溃疡（梅毒）	• 血液系统疾病（白血病等）	• 营养缺乏病
• 坏死性涎腺化生	• 自身免疫病	• 嗜酸性溃疡
• 自身免疫性疾病	• 慢性炎症性肠病	
• 创伤性溃疡（图4-1）		

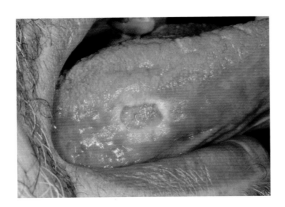

▲ 图 4-1　糖尿病患者的慢性创伤性溃疡

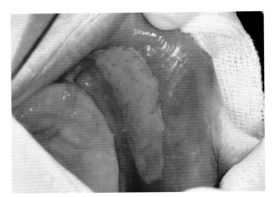

▲ 图 4-3　局部使用精油导致的创伤性溃疡

直接损伤，引起溃疡（图 4-2 和图 4-3）。

2. 长期用药导致的营养缺乏可引起溃疡（表 4-2）。复发性阿弗他溃疡的发作与血红蛋白、铁、维生素 B_{12}、铁蛋白、叶酸等缺乏密切相关（图 4-4）。导致这些营养物质缺乏的药物均可间接导致口内出现多发溃疡。

口腔溃疡类疾病可在初始即表现为溃疡面，也可由大疱或水疱破损后形成（图 4-5）。与药物相关疱性溃疡非常少见，可在药物诱发的中毒性表皮坏死综合征或

表 4-2　与营养缺乏有关的药物	
药　物	营养缺乏
质子泵抑制药	铁缺乏
异维 A 酸	维生素 B_{12} 缺乏
H_2 受体阻断药	铁蛋白缺乏

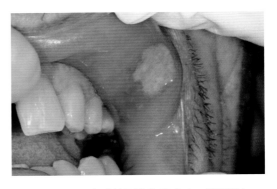

▲ 图 4-4　复发性阿弗他溃疡（**52 岁男性**）

自身免疫性大疱病中出现。药物诱发口腔溃疡的病理生理学机制目前仍不明确。

二、阿弗他溃疡及非阿弗他溃疡

这类溃疡多为慢性溃疡，持续 2 周以

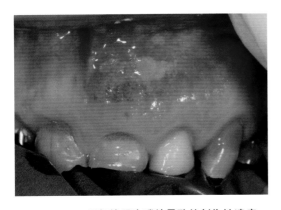

▲ 图 4-2　局部使用泡腾片导致的创伤性溃疡

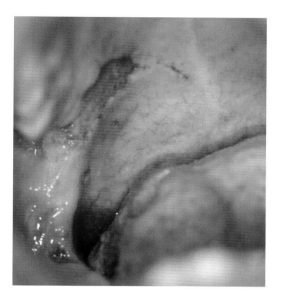

▲ 图 4-5　大疱破损后的溃疡面（17 岁天疱疮患者）

上，可单发，亦可多发。许多药物与此类病损相关（表 4-3）。

（一）非甾体抗炎药

非甾体抗炎药（non-steroidal antiin-flammatory drug, NSAID）是最早报道的与口腔阿弗他溃疡相关的药物。吡罗昔康导致的溃疡尤为常见，其致病性可能与其硫醇

基结构有关。萘普生和环氧合酶 -2 抑制药（如罗非考昔）亦可导致口腔溃疡的发作。

（二）尼可地尔

尼可地尔属于烟酰胺硝酸酯类，是一种钾离子通道激动药，用于心绞痛的预防和长期治疗。其最早在日本使用，20 多年前引进欧洲。

与尼可地尔有关的溃疡可发生于黏膜（口腔、肛门及消化道黏膜），亦可发生于皮肤。口腔溃疡最常见于舌部，可单发或多发，大小为 1～3cm。此类溃疡与复发性阿弗他溃疡不同，周围无红晕（图 4-6）。

（三）免疫抑制药

图 4-7 为免疫抑制药诱发的溃疡。在停用免疫抑制药（他克莫司、西罗莫司、替西罗莫司、依维莫司、吗替麦考酚酯）后，其诱发的溃疡可完全愈合，并且无复发。这些药物亦可导致口腔黏膜的机会性感染，如疱疹。

表 4-3　导致口腔溃疡的主要药物	
药物种类	**常见药物**
非甾体抗炎药	吡罗昔康、萘普生、吲哚美辛、环氧合酶 -2 抑制药
心内科用药	抗心绞痛药（尼可地尔）、抗高血压药、血管紧张素 II 受体阻断药（沙坦类药）、抗血小板药物
免疫抑制药	他克莫司、西罗莫司、替西罗莫司、依维莫司、吗替麦考酚酯
抗癌药物	常规化疗药、mTOR 抑制药、多靶点酪氨酸激酶抑制药
精神科用药	抗抑郁药、抗精神病药、情绪稳定药

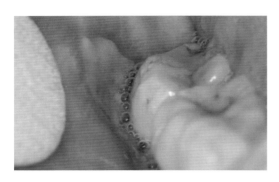

▲ 图 4-6　由尼可地尔诱发的溃疡（**45 岁女性**）

常规化疗药（氟尿嘧啶、顺铂、甲氨蝶呤、羟基脲）诱发的溃疡常常较大，并且累及的范围广泛（图 4-8）。其诱发溃疡的机制可能与药物的直接毒性或免疫抑制作用导致的间接毒性有关。

严重的中性粒细胞减少症可导致口腔溃疡的发作。通常情况下，成人及儿童的中性粒细胞绝对值＜1500/mm^3 时，可诊断为中性粒细胞减少症。根据中性粒细胞绝对值数值进行分级，在其为 1000～1500/mm^3、500～1000/mm^3、＜500/mm^3

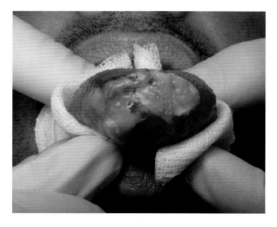

▲ 图 4-7　肾移植术后患者由他克莫司诱发的溃疡

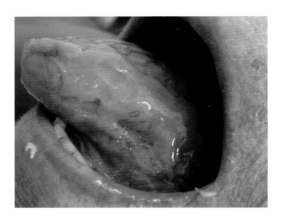

▲ 图 4-8　化疗药物诱发的溃疡（图片由 **Dr.Chaux-Bodard Anne Gaëlle** 提供）

时分级分别为轻度、中度、重度。获得性急性中性粒细胞减少症的最常见病因为细胞毒性化学治疗，在恶性肿瘤患者中，有 20%～40% 的患者接受了化疗。另外，化疗药以外的其他药物也可导致中性粒细胞减少症（表 4-4）。

抗胆碱药、支气管扩张药、血管舒张药、别嘌醇等其他药物也有报道会诱发口腔溃疡，但难以证实药物与溃疡间是否有因果关系。

表 4-4　引起中性粒细胞减少症的主要药物	
药物作用	**常见药物**
直接骨髓抑制	氯霉素、吩噻嗪类
免疫破坏中性粒细胞或髓系前体细胞	青霉素、头孢菌素、奎尼丁

三、大疱性疾病

大疱性疾病引发的溃疡多为急性发

作，常表现为多发的溃疡病损，可以由自身免疫性疾病引起，也可由非自身免疫性疾病引起。结合临床检查、组织病理学、免疫组织化学检查可做出诊断。在咀嚼、发音等重复的微创伤作用下，大疱病损可迅速转变为溃疡面。

（一）药物诱发的自身免疫性大疱性疾病

药物诱发的自身免疫性大疱性疾病罕见累及口腔黏膜，病因尚不明确。

1. 天疱疮　天疱疮的大疱性病损位于基底膜上方的上皮内，上皮细胞间失去粘连而呈棘层松解状态。引起这类病损的主要药物为含硫醇基的药物，如青霉素和非甾体抗炎药（表 4-5）。图 4-9 为天疱疮患者口内多发溃疡。

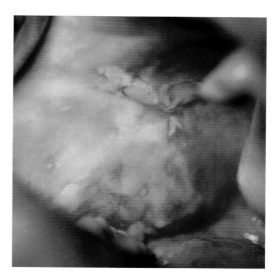

▲ 图 4-9　天疱疮患者口内多发溃疡

病率较高。这种情况可能与 2 型糖尿病治疗中使用的二肽基肽酶 -4（dipeptidyl peptidase-4，DDP-4）抑制药可诱发药物性类天疱疮有关（表 4-6）。图 4-10 为黏膜类天疱疮患者口内溃疡。

表 4-5　诱发天疱疮的主要药物

药物种类	常见药物
心内科用药	卡托普利等血管紧张素转换酶抑制药、硝苯地平等钙通道阻滞药
非甾体抗炎药	双氯芬酸、吡罗昔康
抗生素	青霉素、利福平

2. 类天疱疮　类天疱疮的疱性病损位于上皮下层的基底膜区域。近 10 年来发现，在大疱性类天疱疮患者中糖尿病患

表 4-6　诱发类天疱疮的主要药物

药物种类	常见药物
心内科用药	血管紧张素转换酶抑制药、β 肾上腺素受体阻断药、利尿药
非甾体抗炎药	双氯芬酸、吡罗昔康、布洛芬
抗生素	青霉素、头孢菌素、利福平、喹诺酮类抗生素
降糖药（2 型糖尿病）	二肽基肽酶 -4 抑制药（尚不明确）

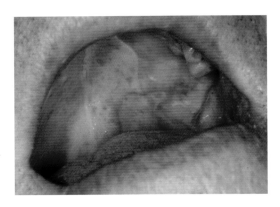

▲ 图 4-10 黏膜类天疱疮患者口内溃疡

3. 红斑狼疮、大疱性表皮松解症 药物引起的系统性红斑狼疮在临床上非常罕见。一些药物如普鲁卡因、肼屈嗪、生物制剂（TNF 抑制药）等可引起大疱性表皮松解症。

4. 线状 IgA 皮肤病 线状 IgA 皮肤病是一种可由药物诱发的自身免疫性疾病。由于 IgA 线状沉积破坏了表皮 - 真皮间的连接，临床上表现为张力性疱性病损。万古霉素是引起该病的主要药物（表 4-7）。

表 4-7 诱发线状 IgA 皮肤病的主要药物	
药物种类	常见药物
心内科用药	卡托普利、维拉帕米、阿托伐他汀、呋塞米、胺碘酮
非甾体抗炎药	双氯芬酸、吡罗昔康、萘普生
抗生素	青霉素、头孢菌素、万古霉素
抗惊厥药	苯妥英、卡马西平

（二）药物诱发的非自身免疫性大疱性疾病

1. 重型或轻型多形红斑 多形红斑（erythema multiforme，EM）一般急性起病，可累及皮肤和黏膜（图 4-11 至图 4-13）。疾病的发作常与感染有关，单纯疱疹病毒感染最常见，其次是肺炎支原体感染（尤其多见于儿童）。多形红斑是一种超敏反应性疾病，近 18% 的患者可由药物诱发（表 4-8）。其临床上表现为不规则的口腔溃疡，伴广泛的充血发红，皮肤上可表现为靶形红斑病损。

2. Steven Johnson 综合征和中毒性表皮坏死松解症 Steven Johnson 综合征（Steven Johnson syndrome，SJS）和中毒性表皮坏死松解症（toxic epidermal necrolysis，TEN）（图 4-14）是严重的坏死松解性超

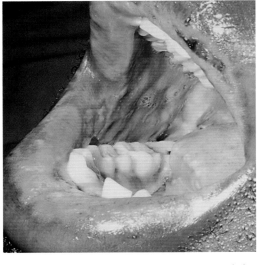

▲ 图 4-11 多形红斑口内表现（颊部大面积溃疡）

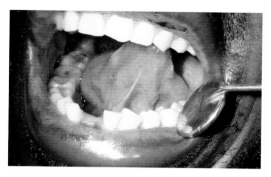

▲ 图 4-12　多形红斑口内表现（舌腹多发溃疡）

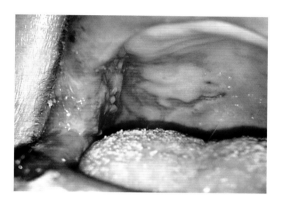

▲ 图 4-13　多形红斑口内表现（口角区及软腭多发溃疡）

表 4-8　诱发多形红斑的主要药物	
药物种类	常见药物
非甾体抗炎药	
抗菌药物	阿莫西林 / 克拉维酸、头孢菌素、四环素、大环内酯类药、磺胺类药
抗惊厥药	苯妥英
单克隆抗体	英夫利昔单抗、阿达木单抗

敏反应。与多形红斑不同，这两类疾病更常由药物诱发，可危及生命。TEN 患者超过 30% 的皮肤及黏膜受累，约 1/3 的患者死亡。

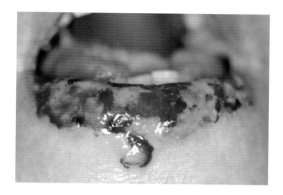

▲ 图 4-14　**Steven Johnson** 综合征口腔表现

两种疾病均可累及口腔、眼、生殖器黏膜。多种药物与 TEN 发生有关（表 4-9）。

表 4-9　诱发中毒性表皮坏死松解症的主要药物
抗菌药（阿莫西林 / 克拉维酸）
抗惊厥药（苯妥英、拉莫三嗪）
别嘌醇
利妥昔单抗
非甾体抗炎药
奈韦拉平
卡马西平
磺胺类药

3. DRESS 综合征：伴嗜酸性粒细胞增多和系统症状的药疹　伴嗜酸性粒细胞增多和系统症状的药疹即 DRESS 综合征（drug reaction with eosinophilia and syste-mic symptoms），为药物诱发的超敏反应。该综合征的临床表现与中毒性表皮坏死松解症相似，黏膜和皮肤病损一般在用药

6～8 周后出现（表 4–10）。

表 4–10 诱发 DRESS 综合征的主要药物
抗痉挛药
别嘌醇
磺胺类药
环孢素
硫唑嘌呤

结论

口腔溃疡是发生于口腔黏膜的常见病损。在溃疡呈慢性、持续及复发性时，需考虑药物诱发的可能。在溃疡发作过程中，药物发挥的作用大小很难界定。药物诱发的口腔溃疡需要与包括口腔鳞状细胞癌在内的多种疾病进行鉴别诊断。

参考文献

［1］ Asare K, Gatzke CB. Mycophenolate-inducedoral ulcers:case report and literature review. Am J Health Syst Pharm. 2020;77(7):523–8.

［2］ Balakumar P, Kavitha M, Suresh Nanditha S. Cardiovascular drugs-induced oral toxicities: a murky area to be revisited and illuminated. Pharmacol Res. 2015;102:81–9.

［3］ Boulinguez S, Reix S, Bedane C, Debrock C, Bouyssou-Gauthier ML, Sparsa A, et al. Role of drug exposure in aphtous ulcers: a case-control study. Br J Dermatol. 2000;143: 1261–5.

［4］ Fania L, Di Zenzo G, Didona B, Pilla MA, Sobrino L, Panebianco A, Mazzanti C, Abeni D. Increased prevalence of diabetes mellitus in bullous pemphigoid patients during the last decade. J Eur Acad Dermatol Venereol. 2018; 32(4):e153–4.

［5］ Liabeuf S, Gras V, Moragny J, Laroche ML, Andrejak M. Ulceration of the mucosa following direct contact with ferrous sulfate in eldery patients: a case report and a review of the French national pharmacovigilance database. Clin Interv Aging. 2014;9:737–40.

［6］ Ozkaya E. Oral mucosal fixed drug eruption: characteristics and differential diagnosis. J Am Acad Dermatol. 2013;69:e51–8.

［7］ Philipone E, Rockafellow A, Sternberg R, Yoon A, Koslovsky D. Oral ulcerations as a sequela of tacrolimus and mycophenolate mofetil therapy. Oral Surg Oral Med Oral Pathol Oral Radiol. 2014;118:e175–8.

［8］ Scully C, Bagan JV. Adverse drug reactions in the orofacial region. Crit Rev Oral Biol Med. 2004;15:221–39.

［9］ Yuan A, Woo SB. Adverse drug events in the oral cavity. Oral Surg Oral Med Oral Pathol Oral Radiol. 2015;119:35–47.

第 5 章
药物诱发的口腔苔藓样反应
Drug-Induced Oral Lichenoid Reaction

Jean-Christophe Fricain　著

闫志敏　吴爽爽　译

一、定义

特发性扁平苔藓（idiopathic lichen planus，LP）是一种炎症性疾病，其临床特征为皮肤丘疹和口腔黏膜角化网纹损害，其典型的组织病理学特征为基底膜下淋巴细胞带状浸润和凋亡的基底层角质形成细胞形成凋亡小体。

一些药物或局部创伤引起的口腔苔藓样反应虽然在临床和组织学上均与扁平苔藓类似，但当病因消除后通常可以消退，这是其与特发性口腔扁平苔藓的鉴别要点。

扁平苔藓及苔藓样反应在皮肤及黏膜上均可出现，其中口腔黏膜和生殖器是最主要的发病部位。

二、流行病学

由于诊断困难和流行病学研究所限，药物诱发的苔藓样反应的患病率尚不明确，存在被低估的可能。

在 PubMed 数据库中仅检索到不足300 篇有关皮肤或口腔苔藓样反应的报道，其中仅有一半符合"能够明确相关致病因素"的诊断标准。在这些报道中，42.2% 的患者仅有皮肤表现，20% 的患者仅有黏膜表现，26% 的患者同时累及皮肤和黏膜。在 131 例患者中，服用药物至出现苔藓样反应的平均时间为 155 天，其中最短时间为 2h，最长时间为 6 年。

目前已发表的有关药物诱发的苔藓样反应的文献多为病例报道。苔藓样反应的平均发病年龄为 44—66 岁，取决于诱发病理变化发生的药物的开具时间。

三、诱发药物

最易发生的和最常被提及诱发苔藓

样反应发生的药物是青霉胺、金盐类（金丙醇磺酸钠），但是现在这些药物已不常用。其他常被提及的诱发性药物如下所述。

- 血管紧张素转换酶抑制药（卡托普利、雷米普利、依那普利）。
- β肾上腺素受体阻断药（普萘洛尔、索他洛尔、拉贝洛尔）。
- 针对 BCR-AB 蛋白的酪氨酸激酶抑制药（伊马替尼）。

其他报道较少诱发苔藓样反应的药物如下所述。

- 非甾体抗炎药（吲哚美辛）。
- 利尿药（氢氯噻嗪）。
- 磺酰脲类降糖药。
- 免疫调节药（柳氮磺吡啶）。
- 抗震颤麻痹药（甲基多巴）。
- 抗癫痫药（卡马西平）。
- 抗逆转录病毒药（蛋白酶抑制药）。
- 降脂药（辛伐他汀、普伐他汀）。
- 抗痛风药（别嘌醇）。

最近有文献报道，一些新的治疗药物也可能会诱发苔藓样反应，例如用于治疗类风湿关节炎及银屑病的抗 TNF-α 制剂，用于治疗克罗恩病的英夫利昔单抗（Infliximab）和阿达木单抗（Adalimumab），用于治疗肿瘤的 PD-1 或 PD-L1 靶向免疫检查点抑制药纳武利尤单抗（Nivolumab）、派姆单抗（Pembrolizumab）和阿特珠单抗（Atezolizumab）等。

四、病理生理学机制

药物诱发的苔藓样反应的病理生理学机制尚不清楚。与扁平苔藓相比，苔藓样反应的发病机制为 T 淋巴细胞攻击表皮细胞所引发的自身免疫反应。Breathnach 等认为，可能是由于针对药物抗原的自身反应性细胞毒性 T 淋巴细胞克隆激活后误将角质细胞和朗格汉斯细胞视为非己细胞进行攻击，诱发了苔藓样反应。Shiohara 等报道，注射相关药物后实验小鼠出现苔藓样反应的现象与嗜表皮性细胞毒性 T 淋巴细胞相关。

苔藓样反应的发生机制各异，与使用的诱发药物相关。青霉胺、血管紧张素转换酶抑制药（卡托普利）和金盐类等药物的共同特征是有一个能够参与免疫反应的巯基。青霉胺类药物可导致细胞表面抗原发生修饰，继而发生免疫反应，其机制比较明确。萘普生等抗炎药物抑制环氧合酶引起苔藓样反应，β肾上腺素受体阻断药相关的苔藓样反应与肾上腺素能机制相关。此外，细胞色素 P_{450} 酶的多态性是药物肝代谢功能缺陷的原因，同时也参与苔藓样反应的黏膜毒性作用。抗 TNF-α 制剂的诱发机制是使干扰素 α 过量释放，从而激活树突状细胞和 T 淋巴细胞，导致苔藓样反应的发生。

五、组织病理学表现

苔藓样反应发生在真皮 - 表皮交界处，皮肤 - 黏膜损害的组织病理学检查能否作为诊断依据存在争议。在已报道的病例中，82.2% 的病例组织学表现与其他苔藓样反应一致。与扁平苔藓相比，苔藓样反应的组织病理学特点是炎症细胞浸润较广泛，并且浸润的炎症细胞种类多样，可包含嗜酸性或中性多核细胞和浆细胞等。即便如此，苔藓样反应与扁平苔藓的鉴别仍然非常困难。此外，苔藓样反应还需要与多形红斑、红斑狼疮、皮肌炎、移植物抗宿主病等疾病进行鉴别，这些疾病虽然与药物诱发的苔藓样反应在组织病理学表现上亦有相似之处，但可以通过临床特征进行鉴别诊断。

六、诊断

药物诱发的口腔苔藓样反应往往是在引入新治疗的背景下发生，其发病时间长短差异很大，一般为 2 周到几个月。药物诱发的口腔苔藓样反应的诊断主要根据以下两点。

1. 口腔苔藓样反应的临床诊断　口腔苔藓样反应最常用的临床诊断标准是苔藓样损害常为单侧发生，并且多为糜烂型。然而，上述标准缺乏特异性，药物诱发的口腔苔藓样反应损害可双侧发生，也可为

多灶性损害。此外，糜烂期患者的症状更重，损害在糜烂期比在角化期更易被诊断。

临床上，苔藓样反应的基本损害可概述为四种：充血性红斑（图 5-1）、糜烂（图 5-2）、溃疡（图 5-3）和角化（图 5-4）。角化损害通常表现为条纹状或蕨叶样外观。组织病理学检查虽然不具有特异性，但有时可以通过弥漫性炎症细胞浸润、多核嗜酸性粒细胞和出现大量凋亡小体等要

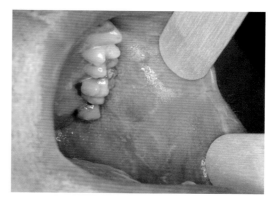

▲ 图 5-1　吲哚美辛诱发以充血性红斑为主要表现的口腔苔藓样反应

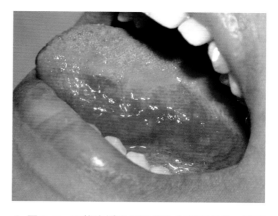

▲ 图 5-2　干扰素诱发以糜烂为主要表现的口腔苔藓样反应

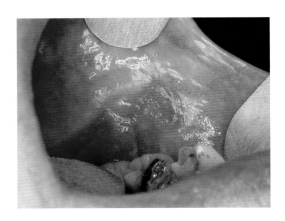

▲ 图 5-3　别嘌醇诱发以溃疡为表现的口腔苔藓样反应

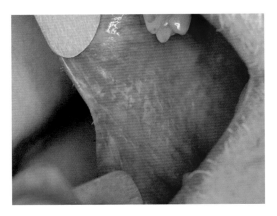

▲ 图 5-4　萘普生诱发以角化为主要表现的口腔苔藓样反应

点与特发性口腔扁平苔藓相鉴别。

2. 可归因于药物诱发　药物诱发的口腔苔藓样反应的诊断基于可归因性标准。评价可归因性的标准有很多，应符合以下主要评价标准：损害出现在药物使用之后、局部糖皮质激素等治疗中止后病情反复、未使用其他相关药物、已知的药理学机制和再次使用该药后损害的复发等。

七、鉴别诊断

药物诱发的口腔苔藓样反应主要鉴别诊断包括特发性口腔扁平苔藓和其他病因导致的苔藓样反应。

1. 特发性口腔扁平苔藓　特发性口腔扁平苔藓约占口腔黏膜疾病的 20%，该病在成人中的患病率为 0.5%～2%。特发性口腔扁平苔藓是一种慢性进行性疾病，角化损害通常从点状损害（图 5-5）发展为网纹样损害（图 5-6），然后发展为斑块

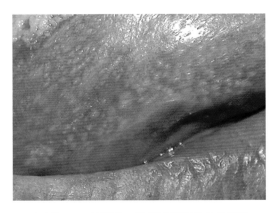

▲ 图 5-5　特发性口腔扁平苔藓的点状损害

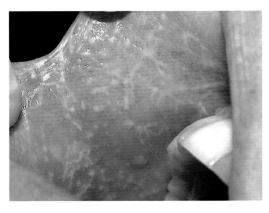

▲ 图 5-6　特发性口腔扁平苔藓的角化网纹样损害

样损害（图 5-7），甚至有时表现为疣状损害（图 5-8）。此外，从单纯角化损害到充血性红斑样损害（图 5-9）、糜烂（图 5-10）或溃疡样损害（图 5-11）的转变也较为常见。扁平苔藓是一种具有潜在恶变风险的口腔黏膜病，精神压力可能是其病变进展的相关因素之一，1%～3% 的特发性口腔扁平苔藓慢性损害可转化为鳞状细胞癌（图 5-12）。

特发性口腔扁平苔藓与苔藓样反应在临床和组织病理学上都非常相似。药物诱发的口腔苔藓样反应的鉴别诊断主要可归因于相关药物使用，其诊断应基于在使用一种新药期间或接受一种已知可诱发苔藓样反应药物治疗时出现的损害，并且需排除其他可导致损害发生的原因。

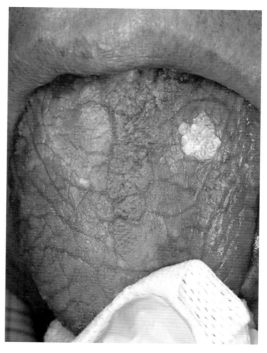

▲ 图 5-8　特发性口腔扁平苔藓的疣状损害

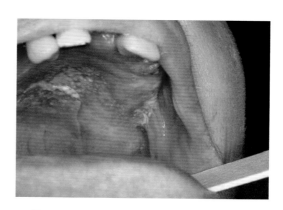

▲ 图 5-9　特发性口腔扁平苔藓的充血性红斑及角化损害

2. 接触性苔藓样反应　接触性苔藓样反应通常是由 Koebner 现象（或称同形反应）引起，指在经历了多次微创伤的口腔黏膜出现了类似苔藓样反应的损害。接

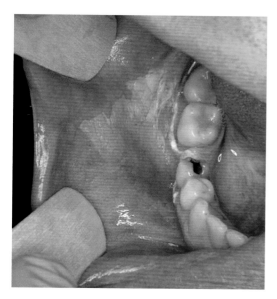

▲ 图 5-7　特发性口腔扁平苔藓的斑块样损害

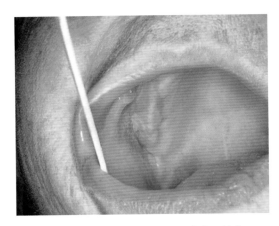

▲ 图 5-10　糜烂型特发性口腔扁平苔藓

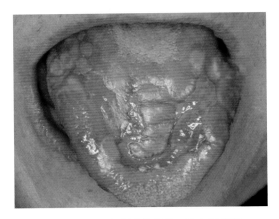

▲ 图 5-11　溃疡样特发性口腔扁平苔藓

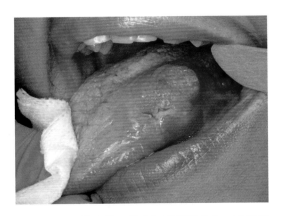

▲ 图 5-12　特发性口腔扁平苔藓转化为口腔鳞状细胞癌

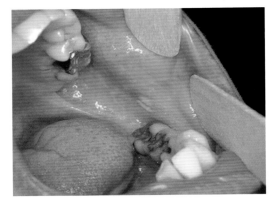

▲ 图 5-13　接触性苔藓样反应

触性苔藓样反应的损害局限于特定颊黏膜处，最常出现于邻近磨牙的颊后部黏膜，尤其以错位、银汞充填、全冠修复的磨牙对应颊黏膜部位多见（图 5-13）。这类苔藓样损害通常在更换金属充填体或全冠修复体，或者拔除错位牙齿后消失。如果这类损害为特发性扁平苔藓表现，上述牙科治疗通常无效，医生必须重新考虑疾病诊断。

虽然有少数学者提出接触过敏的机制，但目前该机制仍未明确。在临床中，若强烈怀疑为接触性苔藓样反应，会建议更换银汞充填体等；但在大多数情况下，会尽量避免破坏原有修复体。

3. 移植物抗宿主病的苔藓样反应　异基因骨髓移植也会导致苔藓样损害的发生，为移植物抗宿主反应（供者淋巴细胞攻击受者皮肤或黏膜抗原）的表现。

移植物抗宿主病的苔藓样反应与特发

性扁平苔藓的临床表现非常类似，但通常损害范围更广，炎症反应更重（图 5-14）。此外，移植物抗宿主病的苔藓样反应可以通过患者的既往病史及疾病的严重程度与药物诱发的苔藓样反应进行鉴别诊断。这类免疫功能低下个体的苔藓样损害有癌变风险，需定期随访。

4. 其他疾病相关的苔藓样损害

(1) 丙型肝炎：在丙型肝炎流行的国家，口腔苔藓样损害的报道较多。因此在这些地区，当观察到苔藓样损害时应排查丙型肝炎（图 5-15）。丙型肝炎有时应用干扰素治疗，这类药物也可能引起苔藓样反应。在这种情况下，如果停止干扰素治疗后损害消退，通常有助于做出药物诱发的苔藓样反应的诊断。

(2) 自身免疫性多内分泌疾病 - 念珠菌病 - 外胚层营养不良综合征（autoimmune polyendocrinopathy-candidiasis-ectodermal dystrophy, APECED）：有报道 APECED 综合征患者有口腔苔藓样损害（图 5-16）。这是一种常染色体隐性遗传病，以自身免疫和内分泌受累及皮肤 - 黏膜念珠菌病和外胚层组织损害为特征。此病可由自身免疫调节因子（autoimmune regulator, AIRE）基因突变，自身反应性 T 淋巴细胞的凋亡受抑制所致。在 APECED 患者中，苔藓样损害常向鳞状细胞癌进展，因此这类患

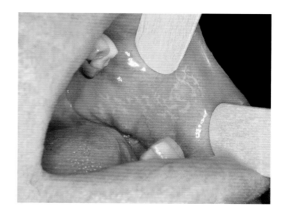

▲ 图 5-15　丙型肝炎相关的口腔苔藓样损害

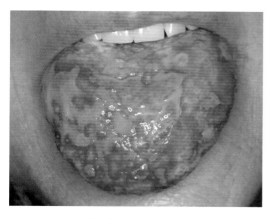

▲ 图 5-14　移植物抗宿主病的口腔苔藓样反应

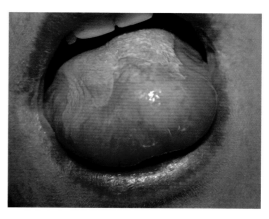

▲ 图 5-16　APECED 综合征的口腔苔藓样损害

者需要密切定期监测。基于 APECED 患者的临床背景，其伴发的口腔苔藓样损害较易与药物诱发的苔藓样反应鉴别。

(3) 胸腺瘤相关免疫缺陷综合征（Good 综合征）：Good 综合征患者中的口腔苔藓样损害已有多例报道（图 5-17）。该病表现为胸腺瘤伴低 γ 球蛋白血症，B 淋巴细胞及 CD4 T 淋巴细胞减少，并伴有 CD4/CD8 比率倒置。该病常伴发感染和苔藓样损害等自身免疫性疾病。根据 Good 综合征患者的临床背景，其伴发的口腔苔藓样损害也较易与药物诱发的苔藓样反应相鉴别。

八、治疗

药物诱发的苔藓样反应的首要治疗是

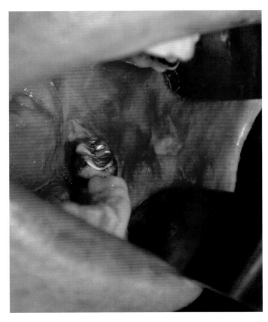

▲ 图 5-17　**Good** 综合征的口腔苔藓样损害

停用诱发药物，停药后病损一般会在数周或数月后消退。

一般来说，药物诱发的苔藓样反应的诊断常在排除其他疾病相关的苔藓样损害后作为第二推断。其治疗上可选用局部糖皮质激素，根据损害的外观和病情演化，有不同的适用条件。

● 典型角化网纹样损害，不伴有疼痛，触诊质地软：不需治疗，活检也非必需，但需要每年定期复查。

● 非典型角化、角化较厚或非均质型损害，触诊质稍硬：应行活检。如果活检病理为苔藓样损害表现，则提示需寻找和排除相关致病药物。鉴于药物为可疑原因，建议患者停用相关药物（参考其使用必要性和替代药物的可行性）。

● 典型苔藓样白色角化伴多发溃疡损害，触诊质地软：采用局部糖皮质激素治疗（特别推荐氯倍他索），如果治疗后仍有炎症，则需要进行活检，同时完善检查，寻找和排除药物。如果怀疑与某种药物使用有关，建议停用相关药物（参考其使用必要性和替代药物的可行性）。

● 在新药使用后出现典型的角化网纹样，并且伴或不伴溃疡的损害：首先怀疑药物相关性苔藓样反应，建议立即停用相关药物（参考其使用必要性和替代药物的可行性）。

参考文献

［1］ Bonerandi JJ. Le patron lichénoïde: Expression histologique des agressions de l'interface dermo-épidermique. Rev Médecine Interne. 2003; 24:9s–11s.

［2］ Breathnach S. Mechanisms of drug eruptions: part I. Australas J Dermatol. 1995;36(3):121–7.

［3］ Campana F, Fricain JC, Sibaud V, Vigarios E. Toxicité buccale des médicaments. Malakoff: Ed CDP; 2016. p. 197.

［4］ Chugh S, Sarkar R, Garg VK, Singh A, Keisham C. Multifocal fixed drug eruption with COX-2 inhibitor-celecoxib. Indian J Dermatol. 2013;58 (2):142–4.

［5］ Cortés-Ramírez DA, Rodríguez-Tojo MJ, Gainza-Cirauqui ML, Martínez-Conde R, Aguirre-Urizar JM. Overexpression of cyclooxygenase-2 as a biomarker in different subtypes of the oral lichenoid disease. Oral Surg Oral Med Oral Pathol Oral Radiol Endodontol. 2010;110(6):738–43.

［6］ Halevy S, Shai A. Lichenoid drug eruptions. J Am Acad Dermatol. 1993;29(2 Part 1):249–55.

［7］ Heymann WR, Lerman JS, Luftschein S. Naproxen-induced lichen planus. J Am Acad Dermatol. 1984;10(2 Pt 1):299–301.

［8］ Kamath VV, Setlur K, Yerlagudda K. Oral lichenoid lesions—a review and update. Indian J Dermatol. 2015;60(1):102.

［9］ Krupaa RJ, Sankari SL, Masthan KMK, Rajesh E. Oral lichen planus: an overview. J Pharm Bioallied Sci. 2015;7(Suppl 1):S158–61.

［10］ Lage D, Juliano PB, Metze K, de Souza EM, Cintra ML. Lichen planus and lichenoid drug-induced eruption: a histological and immunohistochemical study. Int J Dermatol. 2012;51(10):1199–205.

［11］ Lukács J, Schliemann S, Elsner P. Lichen planus and lichenoid reactions as a systemic disease. Clin Dermatol. 2015;33(5):512–9.

［12］ Macedo AF, Marques FB, Ribeiro CF, Teixeira F. Causality assessment of adverse drug reaction: comparison of the results obtained from publish decisional algorithms and from the evaluations of an expert panel, according to different levels of imputability. J Clin Pharm Ther. 2003; 28(2):137–43.

［13］ Shiohara T, Mizukawa Y. The immunological basis of lichenoid tissue reaction. Autoimmun Rev. 2005;4(4):236–41.

［14］ Shiohara T, Moriya N, Nagashima M. The lichenoid tissue reaction. Int J Dermatol. 1988;27 (6):365–74.

第6章
药物相关性颌骨坏死
Medication-Related Osteonecrosis of the Jaws

Leonor Costa Mendes　Bruno Courtois　著

李春蕾　译

概述

药物引起的颌骨坏死又称化学性骨坏死，是上颌骨或下颌骨区域超过 6～8 周无法愈合的骨暴露。2003 年，Robert Marx 医生首次报道了使用双膦酸盐类药物（Bisphosphonates, BP）的患者出现颌骨坏死（osteonecrosis of the jaws, ONJ），目前其被公认为是这类药物最常见的不良反应。近年来发现，除双膦酸盐类药物外，抑制破骨细胞活性的单克隆抗体［如地诺单抗（Denosumab）］和癌症治疗中抗血管生成的靶向药物等也可引起颌骨坏死。

一、诱发药物

（一）破骨细胞抑制药

1. 双膦酸盐类药物　双膦酸盐类药物是人工合成的焦磷酸盐类似物，常用于治疗骨质疏松症、骨代谢疾病（佩吉特病、成骨不全症、骨量减少症）、实体肿瘤骨转移或多发性骨髓瘤引起的溶骨性病变等。双膦酸盐类药物对羟基磷灰石晶体（尤其在吸收活跃的骨表面）具有高度亲和性，可通过抑制破骨细胞的活性和分化、促进破骨细胞的凋亡阻碍骨重建。

双膦酸盐类药物分为非氨基双膦酸盐类药物（第一代）和氨基双膦酸盐类药物（第二代和第三代）两大类，其中氨基双膦酸盐类药物分子的长侧链中存在氮基团，较第一代药物有更强的破骨细胞抑制效果。第一代双膦酸盐类药物包括依替膦酸钠、氯膦酸钠和替鲁膦酸钠，第二代双膦酸盐类药物包括帕米膦酸二钠和阿仑膦酸钠，第三代双膦酸盐类药物包括利塞膦酸钠、伊班膦酸钠和唑来膦酸等，其中唑来膦酸是最强效的药物。

双膦酸盐类药物肠道吸收活性较低，

在肿瘤治疗中多为静脉注射给药。该类药物能够抵抗酶解和化学降解，可以在骨骼中沉积而持续发挥作用，例如阿仑膦酸钠的药物半衰期可长达12年之久。

2. RANK-L 抑制药：地诺单抗 破骨细胞的活性受 RANK（NF-κB 受体活化因子）/RANK-L（RANK 配体）/OPG（骨保护素）信号通路调控。RANK-L 上调或 OPG 下调均可引起骨吸收增加。地诺单抗是 RANK-L 抑制药，可抑制破骨细胞活性，减少骨吸收和增加骨密度，具有抗骨吸收的功效，可用于治疗以下疾病。

● 骨质疏松症（普罗力®）。

● 预防成人实体肿瘤骨转移所造成的骨相关事件（病理性骨折、骨放射治疗、脊髓压迫或骨手术）（Xgeva®）。

● 治疗成人或骨骼成熟青少年的不可切除的良性骨肿瘤（如骨巨细胞瘤），或手术切除可能造成严重后果的骨疾病（Xgeva®）。

● 恶性肿瘤相关的高钙血症（Xgeva®）。

地诺单抗经皮下注射给药，每4周1次（Xgeva®）或每6个月1次（普罗力®），用于预防骨质疏松引起的骨折。与双膦酸盐类药物不同，该类药物不会在骨基质中长期沉积，停药后3～6个月，骨代谢可恢复正常。

（二）抗血管生成药物

抗血管生成药物通过阻断血管生成信号级联抑制血管新生，预防肿瘤侵犯血管和转移，也可用于治疗消化道肿瘤、肾细胞癌、神经内分泌肿瘤等。常用抗血管生成药物有两种类型。

1. 贝伐单抗 肿瘤细胞释放多种促血管生成因子，刺激内皮细胞增殖和迁移。贝伐单抗（Bevacizumab）是针对血管内皮生长因子（vascular endothelial growth factor，VEGF）的靶向药物。

2. 舒尼替尼和索拉非尼 舒尼替尼（Sunitinib）和索拉非尼（Sorafenib）可通过抑制酪氨酸激酶受体阻断 VEGF 通路。舒尼替尼和索拉非尼是小分子靶向酪氨酸激酶抑制药，通过抑制细胞信号抑制肿瘤血管生成。

依维莫司和西罗莫司是哺乳动物雷帕霉素靶蛋白（mTOR）抑制药。自2013年以来，有个案报道这类药物用于肿瘤治疗可导致颌骨坏死，但因病例数较少仍需进一步观察研究。

药物相关性颌骨坏死的诱发药物详见表6-1。

二、病理生理学机制

药物相关性颌骨坏死的病理生理学机制尚未完全阐明。大部分学者认为这是一种多因素参与的疾病，针对本病唯有颌骨受累的特征已提出了系列假说，包括骨重建和骨吸收失衡、炎症或感染、血管生成

表 6-1　药物相关性颌骨坏死的诱发药物			
药物种类	商品名	给药途径	适应证
第一代双膦酸盐类药物			
依替膦酸钠（Etidronate）	Diaronel®	口服	骨质疏松症
氯膦酸钠（Clodronate）	Clastoban®	口服 / 静脉注射	肿瘤
	Lytos®	口服	肿瘤
替鲁膦酸钠（Tiludronate）	Skelid®	口服	佩吉特病
第二代双膦酸盐类药物			
帕米膦酸钠（Pamidronate）	阿可达®	静脉注射	肿瘤、佩吉特病
阿仑膦酸钠（Alendronate）	福美加®	口服	骨质疏松症
	Fosavance®	口服	骨质疏松症
第三代双膦酸盐类药物			
利塞膦酸钠（Risedronate）	Actonel®	口服	骨质疏松症、佩吉特病
伊班膦酸钠（Ibandronate）	Boniva®/Bonviva®	口服 / 静脉注射	骨质疏松症
	邦罗力®	静脉注射	肿瘤
唑来膦酸（Zolendronate）	择泰®	静脉注射	肿瘤
	Reclast®/ 密固达®	静脉注射	骨质疏松症、佩吉特病
RANK-L 抑制药			
地诺单抗	Xgeva®	皮下注射	肿瘤
	普罗力®	皮下注射	骨质疏松症
酪氨酸激酶抑制药			
舒尼替尼	Sutent®	口服	肿瘤
索拉非尼	多吉美®	口服	肿瘤
抗 VEGF 抗体			
贝伐单抗	阿瓦司汀®	静脉注射	肿瘤
mTOR 抑制药			
西罗莫司（Sirolimus）	雷帕鸣®	口服	肿瘤
依维莫司（Everolimus）	飞尼妥®	口服	肿瘤

抑制、持续微小创伤、免疫抑制、双膦酸盐类药物的软组织毒性、维生素 D 缺乏、下颌骨末端血管化和特殊口腔菌群等多种理论。

（一）已提出的假说

1.抑制破骨细胞的骨吸收和重建　双膦酸盐类药物和其他抗吸收药物（如 RANK-L 抑制药）直接作用于破骨细胞，通过抑制细胞的分化和功能，促进细胞凋亡，明显抑制骨质疏松患者或肿瘤患者骨重建和减少骨骼相关的并发症。破骨细胞的分化和功能与骨骼的愈合和重建密切相关，对于骨骼系统至关重要。

骨坏死仅发生在上、下颌骨部位，可能与颌骨骨重建的速度较快有关。RANK-L 抑制药（如地诺单抗）可显著抑制骨重建，诱导 ONJ 的发病率与 BP 相似。两类药物的主要区别在于药物半衰期不同，RANK-L 抑制药半衰期明显短于 BP，因此由该药物造成的抗骨吸收作用可快速恢复正常。

2.炎症／感染　仅有小部分肿瘤患者在接受抗骨吸收药物治疗后发生颌骨坏死（0.8%～12%），说明其他全身或局部危险因素也参与了疾病的发生。拔牙是 ONJ 最常见的危险因素之一，可造成局部感染和骨代谢改变。多项动物研究证实，在系统性骨吸收的状态下，炎症和细菌感染与颌骨骨髓炎的发生显著相关，因此治疗前应进行牙科筛查和去除感染因素。

3.抑制血管生成　血供中断可造成颌骨的缺血性坏死，血管生成抑制是 ONJ 重要的病理生理学假说。抗血管生成治疗在 ONJ 的发病过程中有着重要作用，BP（尤其是氨基 BP）具有抑制新血管生成的作用。然而地诺单抗没有抗血管生成的作用，因此血管生成抑制不是 ONJ 的唯一诱因。

4.其他假说

(1) 软组织毒性：ONJ 的早期假说之一为 BP 可直接或间接对软组织造成毒性作用。体外实验证实，第二代和第三代 BP 可促进多种细胞的凋亡或抑制细胞增殖。然而 BP 的骨外浓度是很低的（血液中的药物在数小时后即通过肾脏排泄），并且有报道指出地诺单抗不会对软组织产生毒性作用，因此该假说逐渐被淘汰。

(2) 免疫功能障碍：固有免疫功能障碍或获得性免疫功能障碍可促进 ONJ 的发展。临床研究证实，免疫功能受损（如接受化疗或糖皮质激素治疗）的患者更易出现 ONJ。

（二）危险因素

1.药物相关的危险因素　药物相关性颌骨坏死（medication-related osteonecrosis of the jaws，MRONJ）的发生主要取决于

三个因素：治疗指征（骨质疏松/骨质减少或恶性肿瘤）、药物类型（BP 和非 BP）和治疗时间。接受相关药物治疗的癌症患者发生 MRONJ 的危险程度显著高于骨质疏松患者或其他良性疾病患者（约 70% 的 ONJ 病例为癌症患者）。

双膦酸盐类药物中的氨基 BP，尤其是第三代药物（如唑来膦酸）是诱发 ONJ 的最主要危险因素（0.7%～6.7%），这可能与给药方式有关，静脉注射 BP 浓度高于口服给药。使用地诺单抗治疗的癌症患者发生 ONJ 的危险程度与唑来膦酸相当。

使用抗血管生成药物（酪氨酸激酶受体抑制药和抗 VEGF 单抗）的患者发生 ONJ 多为病例报道，因而此类药物诱导的 ONJ 发病率较难估算。这类药物与 BP 联合使用时出现毒性积累效应，可显著增加发生 ONJ 的风险。单独使用贝伐单抗的患者 ONJ 发病率约为 0.2%，而与唑来膦酸联合使用时，发病率可增加至 0.9%。

接受口服、静脉注射 BP 或地诺单抗治疗的骨质疏松患者发生 ONJ 的危险较低。接受静脉注射 BP 或地诺单抗的患者 ONJ 发病率为 0.017%～0.04%，而接受口服 BP 治疗的患者 ONJ 发病率为 0.004%～0.2%。

除治疗指征外，BP 或抗骨吸收药物的治疗时间也是 ONJ 发生发展的危险因素，需考虑由注射次数和药物效力决定的累积剂量的影响。患者在接受唑来膦酸和

地诺单抗治疗 2～3 年后，发生 ONJ 的风险翻倍。口服 BP 治疗骨质疏松的患者发生 ONJ 的风险也与治疗时间有关，在治疗起始阶段发病率为 0，在治疗 4 年及以上后发病率增加至 0.21%。

2. 局部因素

(1) 口腔手术：牙槽外科手术是诱发 ONJ 的重要危险因素，超过 50% 的 ONJ 病例发生在拔牙之后。1.6%～14.8% 接受静脉注射 BP 的癌症患者行牙槽外科手术后会发生 ONJ，而约 0.5% 的口服 BP 患者发生 ONJ。接受其他抗骨吸收药物的患者，牙槽外科手术后发生 ONJ 的情况尚不明确。

(2) 解剖因素：73% 的 ONJ 发生在下颌骨，22.5% 发生在上颌骨，4.5% 的病例可同时累及上、下颌骨。此外，应特别关注接受 BP 治疗的可摘义齿佩戴者。

(3) 口腔伴随疾病：众所周知，牙科炎症或感染是 ONJ 的危险因素，存在于 50% 的发生 ONJ 的癌症患者中。由于根尖周或牙周感染的最常用治疗措施为拔牙，因此既往牙科疾病可能会干扰拔牙与骨坏死发生之间的关系的判断。

3. 全身因素　年龄和性别是 MRONJ 发生的危险因素。超过 70% 的 ONJ 患者为女性，平均年龄为 66.5 岁。使用抗骨吸收药物的同时若联合使用糖皮质激素和抗血管生成药物，会增加发生 ONJ 的风

险。有学者提出，糖尿病和吸烟也可能参与 ONJ 的发生发展。

4. 遗传因素 一些研究提示，ONJ 的发生与遗传易感性相关。遗传学分析发现，与骨转换、胶原形成和代谢性骨病相关的基因区域内某些单核苷酸多态性与 MRONJ 相关。

三、临床表现

为明确 MRONJ 的诊断，需具备以下特征（图 6-1 和图 6-2）。

● 目前或既往接受抗血管生成药物或抗骨吸收药物治疗。

● 持续 8 周以上的颌面部死骨暴露，或可深达骨面的口内 / 口外瘘管。

● 颌骨既往未曾接受放射治疗，或罹患颌骨转移性疾病。

在本病诊断中需要特别注意，死骨暴

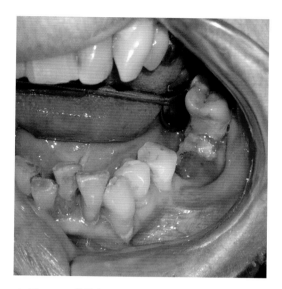

▲ 图 6-2 药物相关性颌骨坏死的临床表现：81 岁患者的牙龈溃疡和骨暴露

露并不是诊断 ONJ 的绝对标准，而只是可能的表现之一。根据 Fedele 等学者的研究，仅有 76% 的 MRONJ 被及时正确诊断，其余 24% 的患者由于口内未见坏死骨而被漏诊。

基于疾病的临床表现，MRONJ 有许多分期标准。2006 年，Ruggiero 等根据患者临床严重程度将 ONJ 分为临床三期（1 期、2 期和 3 期）。某些患者在出现骨坏死的影像学表现或死骨暴露的临床表现之前，可有疼痛症状。基于这种情况，2009 年美国口腔颌面外科医师协会（America Association of Oral and Maxillofacial surgeons，AAOMS）对此临床分型进行了修订。

MRONJ 分期

风险期：使用过抗骨吸收药物，无明

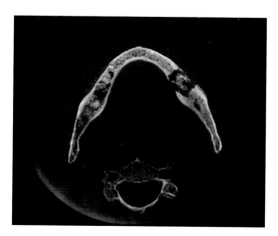

▲ 图 6-1 药物相关性颌骨坏死的影像学表现：81 岁患者的骨溶解和死骨

显死骨形成。

0 期：无骨坏死的临床症状，但有疼痛或骨硬化等非特异性临床表现及体征。此期可出现瘘管。

1 期：死骨暴露，无临床症状，邻近或周围软组织无肿胀、感染或炎症表现。

2 期：死骨暴露伴感染，病变部位疼痛，软组织炎症和肿胀，可伴有溢脓。

3 期：死骨暴露伴感染，病变部位疼痛，软组织炎症和肿胀，并伴有以下一种或多种表现，包括病理性骨折、口外瘘管、下颌骨下缘或鼻旁窦底部骨质溶解破坏。此期口服或静脉注射抗生素治疗感染效果不佳。由于大量死骨形成，常需外科清创术。

影像学检查和临床检查有助于 MRONJ 的诊断和随访。颌骨正位曲面断层片是一种低辐射剂量的检查项目，可观察牙槽窝、硬骨板硬化、骨溶解或死骨的情况。3D 影像技术，如锥形束计算机断层扫描（cone beam computed tomography，CBCT）或计算机断层扫描（computed tomography，CT）检查有助于发现骨结构的早期改变。在 ONJ 的早期阶段（1 期），可观察到牙槽骨区域骨密度增加，硬骨板明显增厚。2 期时，骨硬化可发展到基底骨区，可伴有以下表现：下颌骨牙槽嵴神经管明显，骨膜反应，鼻窦炎，死骨形成，口腔瘘管。3 期时，除了影像学表现之外，还可出现病理性下颌骨骨折、鼻旁窦底部骨质溶解破坏。

该病需要与干槽症、根尖周病变、慢性硬化性骨髓炎、纤维骨病变和肉瘤等疾病鉴别。

四、治疗

MRONJ 的治疗棘手，尚未有最佳治疗方案。有效的预防措施是治疗的基石。

（一）预防措施

患者在使用抗骨吸收药物或抗血管生成药物之前及用药过程中，需要接受口腔检查及适当的口腔治疗，以降低 ONJ 的风险。患者在接受相关治疗之前，需要咨询口腔科医生的专业意见，并进行全面、详细的口腔检查和影像学检查，确定现存及潜在的感染因素，对于避免用药后有创的牙科治疗及并发症的发生至关重要。牙周疾病、根尖周疾病、残根、龋坏和部分埋伏的牙齿均为潜在的感染源。由于反复的软组织创伤可导致骨暴露，需同时评估义齿的稳定性。此外，需对患者进行疾病风险告知、健康教育和口腔卫生指导，并行定期口腔评估，告知患者及时报告任何疼痛、肿胀或骨暴露的情况。欧洲药品管理局最近开展了一项工作，对双膦酸盐类药物和地诺单抗引发的 ONJ 风险最小化措施的有效性进行了评估。最终形成以下建议：在产品特性概要和包装说明书等药物的信息中强化安全信息，并加入患者提示卡，提供预防措施细节，旨在最大限度降低 ONJ 的风险。

根据抗骨吸收药物的给药方式（口服或静脉注射）不同，预防措施如下。

1. 准备接受静脉注射抗骨吸收药物或抗血管生成药物治疗的癌症患者　此类患者的治疗目的为尽量降低 ONJ 的发病风险。由于牙槽外科手术是 ONJ 最主要的诱发因素，应暂缓施行，待口腔健康达到良好状态，操作部位的黏膜愈合 2～3 周，患者全身健康状况良好时酌情处理。需要口腔科医生、肿瘤科医生和其他相关领域的专家共同商讨和确定治疗方案。

应拔除无保留价值、预后较差、部分埋伏的牙齿。完全埋伏的牙齿被骨骼和软组织覆盖且不与口腔交通，无须特殊处理。预后良好的牙齿应完成保守的牙髓治疗和修复治疗。需要治疗牙周疾病，并根据患者的口腔卫生和依从程度，进行松动牙齿的管理；对于 Ⅰ～Ⅱ 度松动的牙齿，口腔卫生状况良好的患者可行牙周夹板固定，口腔卫生状况不好者则需拔除。佩戴全口或局部可摘义齿的患者，要避免黏膜创伤，特别是要预防舌侧区域黏膜的损伤。

2. 接受静脉注射抗骨吸收药物或抗血管生成药物治疗的无症状癌症患者　此类患者需每 4～6 个月定期进行临床检查，复查频率根据药物使用、危险因素和口腔卫生状况而定。每 6～12 个月行颌骨正位曲面断层片检查，监测 ONJ 影像学表现，如是否出现骨硬化、骨质溶解及牙周韧带间隙增宽等现象。良好的口腔卫生状况可有效预防口腔科感染和避免牙槽外科手术。对Ⅲ度松动或牙髓牙周联合病变的患牙，可保守治疗或直接拔除。若必须拔牙时，应尽量减少骨创伤，并预防性使用抗生素治疗，首选青霉素，青霉素类药物过敏时选择喹诺酮类药物 - 甲硝唑或红霉素甲硝唑联合应用，抗生素应用应持续到术区黏膜愈合。接受此类药物治疗的患者应避免牙种植术。

3. 准备接受抗骨吸收药物治疗的骨质疏松患者　此类患者 ONJ 的预防措施与肿瘤患者类似，包括告知患者 ONJ 发生的风险，保持口腔卫生和健康的重要性等。与肿瘤患者静脉注射双膦酸盐药物相比，口服双膦酸盐药物者发生 ONJ 的风险低10～100 倍，但若治疗时间超过 4 年，风险亦会增加。其他危险因素，如联合应用抗血管生成药物或糖皮质激素药物治疗等也应同时考量。

4. 正在接受抗骨吸收药物治疗的无症状骨质疏松患者

(1) 口服氨基双膦酸盐类药物小于 4年，无危险因素的患者。

● 患者口服抗骨吸收药物，所有牙

科操作均可进行，无须更改或延期手术。患者可接受种植手术，但需向患者说明，用药期间存在种植术失败和发生 ONJ 的潜在危险。每 6～12 个月定期行临床检查和影像学检查。

(2) 口服氨基双膦酸盐类药物小于 4 年但伴有危险因素，或口服药物治疗超过 4 年的患者。

● 尽可能避免侵入性手术；若行手术治疗，建议预防性使用抗生素；可行种植手术，但需向患者讲明发生短期或长期种植体丧失及 ONJ 的潜在风险。

● 尚无足够数据支持骨质疏松患者或肿瘤患者在接受口腔手术之前需要停用相关药物。若患者条件允许，可考虑在手术之前至少停用双膦酸盐类药物 2 个月，并在再次用药之前监测骨愈合情况。

（二）治疗

药物相关性颌骨坏死的治疗具有挑战性，目前尚缺乏有效的治疗手段。本病的诊疗与预防都需要包括牙科医生、肿瘤科医生和口腔颌面外科医生在内的多学科团队合作制订治疗方案。AAOMS 提出药物相关性颌骨坏死的治疗目标是：通过缓解疼痛和控制感染保证生活质量，预防骨坏死进展。对于正在接受静脉注射抗骨吸收药物和抗血管生成药物的肿瘤患者，应首先保证患者的抗肿瘤治疗。因此，关于保守治

疗或手术治疗措施的选择应因人而异。

美国口腔颌面外科医师协会推荐根据疾病分期来制订治疗策略。

0 期：使用防腐药、镇痛药、抗生素和消炎药等对症治疗。同时，需要控制局部危险因素，例如及时治疗龋病和牙周疾病。此期患者可进展至更严重阶段，需密切随访。

1 期：出现坏死骨或瘘管时，需给予防腐冲洗液（0.12% 氯己定）。超过 8 周无法愈合时可考虑外科清创治疗。

2 期：由于口腔病原体常定植在暴露骨上，处于本期的患者需联合应用抗菌漱口水和抗生素。通常情况下，青霉素类抗生素有效，建议根据细菌培养结果制订相应的抗生素治疗方案。同时，可行外科清创治疗减少坏死骨量和促进软组织愈合。

3 期：本期患者需行外科清创术，联合抗生素治疗。重症病例推荐大部切除术或节段截骨术，必要时行围术期重建。在侵入性手术无法提高患者的生活质量时，可选择保守治疗方案，以控制症状，并预防骨坏死进展。

Ramada 等最新发表的系统综述表明，保守治疗在早期阶段可取得良好效果，但晚期阶段效果不佳。手术治疗在所有阶段的治疗效果均存在不确定性。此外，统计学分析结果显示，在遵循"药物假期"（即连续使用药物治疗一段时间后暂停使用，

观察一段时间，再考虑是否继续接受治疗）方案治疗的患者中，病损部位的完全愈合率显著升高。

参考文献

［1］ Aghaloo T, Hazboun R, Tetradis S. Pathophysiology of osteonecrosis of the jaws. Oral Maxillofac Surg Clin North Am. 2015;27(4):489–96.

［2］ Bedogni A, Fusco V, Agrillo A, Campisi G. Learning from experience. Proposal of a refined definition and staging system for bisphosphonate-related osteonecrosis of the jaw (BRONJ). Oral Dis. 2012;18(6):621–3.

［3］ deBoissieu P, Gaboriau L, Morel A, Trenque T. Bisphosphonate-related osteonecrosis of the jaw: data from the French national pharmacovigilance database. Fundam Clin Pharmacol. 2016; 30(5):450–8.

［4］ Dodson TB. The frequency of medication-related osteonecrosis of the jaw and its associated risk factors. Oral Maxillofac Surg Clin North Am. 2015;27(4):509–16.

［5］ Fantasia JE. The role of antiangiogenic therapy in the development of osteonecrosis of the jaw. Oral Maxillofac Surg Clin North Am. 2015; 27(4): 547–53.

［6］ Fedele S, Bedogni G, Scoletta M, Favia G, Colella G, Agrillo A, et al. Up to a quarter of patients with osteonecrosis of the jaw associated with antiresorptive agents remain undiagnosed. Br J Oral Maxillofac Surg. 2015;53(1):13–7.

［7］ Japanese Allied Committee on Osteonecrosis of the Jaw, Yoneda T, Hagino H, Sugimoto T, Ohta H, Takahashi S, et al. Antiresorptive agent-related osteonecrosis of the jaw: position paper 2017 of the Japanese Allied Committee on Osteonecrosis of the Jaw. J Bone Miner Metab. 2017; 35(1):6–19.

［8］ Khan AA, Morrison A, Hanley DA, Felsenberg D, McCauley LK, O'Ryan F, et al. Diagnosis and management of osteonecrosis of the jaw: a systematic review and international consensus. J Bone Miner Res. 2015;30(1):3–23.

［9］ Marx RE. Pamidronate (Aredia) and zoledronate (Zometa) induced avascular necrosis of the jaws: a growing epidemic. J Oral Maxillofac Surg. 2003;61(9):1115–7.

［10］ Parretta E, Sottosanti L, Sportiello L, Rafaniello C, Potenza S, D'Amato S, et al. Bisphosphonate-related osteonecrosis of the jaw: an Italian post-marketing surveillance analysis. Expert Opin Drug Saf. 2014;13(Suppl 1):S31–40.

［11］ Ramaglia L, Guida A, Iorio-Siciliano V, Cuozzo A, Blasi A, Sculean A. Stage-specific therapeutic strategies of medication-related osteonecrosis of the jaws: a systematic review and meta-analysis of the drug suspension protocol. Clin Oral Investig. 2018;22(2):597–615.

［12］ Rosella D, Papi P, Giardino R, Cicalini E, Piccoli L, Pompa G. Medication-related osteonecrosis of the jaw: clinical and practical guidelines. J Int Soc Prev Community Dent. 2016;6(2):97–104.

［13］ Ruggiero S, Gralow J, Marx RE, Hoff AO, Schubert MM, Huryn JM, et al. Practical guidelines for the prevention, diagnosis, and treatment of osteonecrosis of the jaw in patients with cancer. J Oncol Pract. 2006;2(1):7–14.

［14］ Ruggiero SL, Dodson TB, Assael LA, Landesberg R, Marx RE, Mehrotra B, et al. American Association of Oral and Maxillofacial Surgeons position paper on bisphosphonate-related osteonecrosis of the jaws—2009 update. J Oral Maxillofac Surg. 2009;67(5 Suppl):2–12.

［15］ Ruggiero SL, Dodson TB, Fantasia J, Goodday R, Aghaloo T, Mehrotra B, et al. American Association of Oral and Maxillofacial Surgeons position paper on medication-related osteonecrosis of the jaw—2014 update. J Oral Maxillofac Surg. 2014;72(10): 1938–56.

第7章
药物诱发的口腔出血
Drug-Induced Oral Bleeding

Cedric Mauprivez　Sébastien Laurence　**著**

魏　攀　译

药物诱发的口腔出血种类众多，可根据它们影响凝血的方式进行分类。本章将重点介绍主要由抗血栓药诱发的口腔出血。

与未使用抗血小板药和抗凝血药的对照组相比，接受抗血栓治疗的患者口腔手术后出血并发症的发生率明显增加。近年来，随着新药的出现，抗血栓治疗取得了长足的进步。2010年以来，普拉格雷和替格瑞洛这两种新型抗血小板药已在临床应用。三种对活化Ⅱ因子和X因子具有选择性和特异性作用的新型口服抗凝血药，即直接口服抗凝血药亦已上市：达比加群（2008年）、利伐沙班（2009年）和阿哌沙班（2012年）。

上述药物在抗血栓治疗方面取得了巨大进步：新型抗血小板药物效果更好、无反应者数量更少、适应证更广，并且无须进行生物监测。此外，高血栓风险患者，尤其是老年人，还可接受联合抗血栓治疗（两种抗血小板药物的组合或抗血小板药物和口服抗凝血药的组合）。术前继续进行抗血栓治疗可有效预防术后血栓形成的风险，但反过来，该方案也会增加围术期出血的风险。

一、抗血小板药

抗血小板药（antiplatelet agents，APA）适用于动脉粥样硬化性疾病的二级预防，可防止心血管不良事件的发生。抗血小板单药治疗（阿司匹林或氯吡格雷）推荐用于急性冠脉综合征、缺血性脑血管意外或外周阻塞性动脉疾病的患者。双重抗血小板治疗（阿司匹林联合氯吡格雷/普拉格雷/替格瑞洛）适用于高血栓风险的患者，尤其是既往心肌梗死的患者。对于心血管不良事件风险较高的糖尿病患者，建议单独使用阿司匹林进行一级预防。血小板膜糖蛋白（glycoprotein, GP）Ⅱb/Ⅲa 拮抗药（阿昔单抗、依替巴肽、替罗非班）适用于急性冠状动脉综合征的初始治疗，通常在医院急诊期间开具处方。

传统的 APA 包括阿司匹林，能够不可逆地阻断血小板的环氧合酶 -1（COX-1）并抑制血栓素 A_2（TXA_2）（一种有效的血管收缩药和血小板聚集诱导药）的产生。在低剂量（75～160mg/d）或负荷剂量（325mg）阿司匹林的作用下，COX-1 的作用可被完全抑制。临床实践中其每天剂量超过 100mg 时不会进一步增加抗血小板作用，但却会增加自发性胃肠道出血的风险。停用阿司匹林后，血小板聚集在 5～7 天内恢复正常（平均每天增加 10% 的血小板）。阿司匹林是应用最广泛的抗血小板药。该药通常单独应用或与双嘧达莫、氯吡格雷或普伐他汀联合用药。不同患者对阿司匹林的反应强度不同，人群中低反应者的比例约为 6%，在 1 型糖尿病患者和女性中尤其显著。

双嘧达莫可减缓血小板对单磷酸腺苷（adenosine monophosphate，AMP）的再摄取，因此它也被称为环磷酸腺苷（cAMP）抑制药。双嘧达莫市售规格为 75mg、150mg 或 200mg，常与 25mg 阿司匹林联合使用。双嘧达莫单药应用时临床疗效差。

噻吩并吡啶类药物，包括噻氯匹定、氯吡格雷和普拉格雷，能够不可逆地抑制血小板活化因子 P2Y12 嘌呤能 ADP 受体。氯吡格雷是目前最常用的噻吩并吡啶类药物，该药比噻氯匹定更有效且具有更好的药代动力学性质（每天 1 次而非每天 2 次）和更好的安全性（导致白细胞减少和血小板减少的病例罕见）。氯吡格雷是一种前药，需要首先在 CYP_{450} 水平上进行肝脏生物转化。该药从 1998 年开始使用，剂量为每天 75mg。在单药治疗中，已有证据表明氯吡格雷仅在短暂性脑缺血发作和缺血性脑血管意外的二级预防方面优于阿司匹林。阿司匹林和氯吡格雷的作用方式不同，它们的联合用药具有很强的抗血栓形成功效。与单用阿司匹林相比，双药治疗在以下两类患者中更具优势：发生心肌梗死不足 1 年的患者和冠状动脉血供重建后的患者。几项随机对照研究表明，在放置药物洗脱支架或静脉旁路后的最初 6～12 个月内，双药治疗具有显著降低支架血栓形成的发生率、更好地维持静脉移植物的通透性、降低死亡率的优势。双药治疗的最佳维持时间仍存在争议。氯吡格雷的抗血小板活性存在很大的个体差异，无反应者的比率估计为 12%～35%，主要涉及以下几种情况：基因多态性、药物相互作用（如阿托伐他汀和奥美拉唑）、1 型糖尿病、肾衰竭和老年人。

自 2010 年以来，已有普拉格雷和替格瑞洛两个新型 APA 上市。普拉格雷是第三代噻吩并吡啶药物，与噻氯匹定和氯吡格雷相比具有两个基本优势：起效更快（给药后 30min）和活性更强。普拉格雷与噻氯匹定和氯吡格雷一样，能够不可逆地阻断 ADP 敏感的 P2Y12 受体，但血小板抑制效果波动较小且可预测性更强。普拉格雷用药方式为 60mg 负荷剂量和 10mg 维持剂量，每天 1 次。普拉格雷在预防心肌梗死和支架血栓形成方面比氯吡格雷更有效，但它可出现更多的出血事件。普拉格雷对糖尿病患者和对氯吡格雷无反应的患者效果尤其显著。患者对普拉格雷无反应的比率仅为 3%。普拉格雷与阿司匹林联合用药适用于急性冠状动脉综合征患者接受初次或延迟经皮冠状动脉介入治疗后动脉粥样硬化血栓事件的预防。

2010 年上市的替格瑞洛是一种新化学类别的抗血小板药物，即环戊基三唑并嘧啶类化合物。它是一种直接、可逆的血小板 P2Y12 受体阻断药。替格瑞洛不是前药，不需要通过代谢即可发挥作用。药效学研究表明，替格瑞洛与氯吡格雷相比具有更强、更快的血小板抑制作用，并且个体变异性更小。替格瑞洛的用药剂量为 180mg 负荷剂量，之后用量为 90mg，每天 2 次。替格瑞洛与阿司匹林联合用药可用于预防急性冠状动脉综合征成年患者的动脉粥样硬化血栓事件，包括接受药物治疗的患者和接受经皮冠状动脉介入治疗或

冠状动脉搭桥手术治疗的患者。

抗血小板药物诱发的口腔出血风险

在不中断抗血小板单药治疗（阿司匹林或氯吡格雷）和双药治疗（阿司匹林和氯吡格雷）的患者中，牙槽手术后出血的平均风险约为 2.56%（单药）和 16.37%（双药治疗）（表 7-1 和表 7-2）。在所有临床研究中，均未出现严重的出血并发症。在双药治疗的情况下，阿司匹林和双嘧达莫联合用药的出血发生率与单独使用阿司匹林相似。然而，在阿司匹林和氯吡格雷联合用药的情况下，与单独使用阿司匹林（RR=28，$P<0.001$）和氯吡格雷（RR=24，$P<0.001$）相比，双药治疗的术后即刻出血风险更高。

以往研究没有报道严重或延迟出血。采用局部止血与缝合相结合的简单手术止血方法即可有效控制围术期出血风险。

此外，研究表明心脏支架患者在停止双药治疗（停用氯吡格雷和继续服用阿司匹林）后 1~3 个月内易发生血栓事件。这就提示停用氯吡格雷后可能出现"停药反跳"的问题，阿司匹林也存在这种情况，其病理生理学机制仍不清楚。

所有临床研究均表明，拔牙和牙种植术均可在阿司匹林或氯吡格雷单药或联合治疗期间进行，而无须停用 APA。普拉格雷或替格瑞洛还没有相关数据报道。目

表 7-1 抗血小板药物治疗期间患者的牙槽手术（拔牙术、牙种植术）处理方案

研 究	试验组（不停用抗血小板药）				对照组（不服用抗血小板药物）	
	双药治疗（阿司匹林＋氯吡格雷）		单药治疗（阿司匹林或氯吡格雷）			
	出血事件 (*n*, %)	病例数 (*n*)	出血事件 (*n*, %)	病例数 (*n*)	出血事件 (*n*, %)	病例数 (*n*)
Ardekian, 2000	—	—	2	19	4	20
Madan, 2005	—	—	1	51	—	—
Garnier, 2007	—	—	1	52	—	—
Krishnan, 2008	—	—	0	32	0	50
Canigral, 2010	4	10	1	27	—	—
Napenas, 2009	0	28	0	14	—	—
Lillis, 2011						
－ 出血＜24h	22	—	2	—	2	532
－ 出血≥24h	0	33	0	78	0	532
Park, 2012	2	100	—	—	0	100
合计	28 (16.37) [a]	171	7 (2.56) [a]	273	6 (0.85) [a]	702

a. 轻微出血，未报告严重出血风险；数值表示平均出血风险：事件数和百分比

表 7-2 不停用或替换抗血小板药的出血风险

	OR	95% 置信区间	*P* 值
单药治疗 vs. 不用抗血栓药	3.00	(1.00~9.01)	≤0.05
双药治疗 vs. 不用抗血栓药	19.16	(7.81~47.01)	≤0.001
双药治疗 vs. 单药治疗	6.39	(2.73~14.95)	≤0.001

前尚无可用于评估或预测抗血小板治疗患者手术出血风险的实验室指标。常规止血措施（缝合与 30min 压迫）能够充分有效控制阿司匹林或氯吡格雷患者的术后出血，处理后仍出血比例为 2%～3%。对于阿司匹林＋氯吡格雷双药治疗，仅使用缝合和加压的局部止血方式是不够的，需要联合使用局部止血药（胶原海绵、氧纤维素纱布、纤维蛋白胶）。

抗血小板药诱发的口腔出血的处理可完全基于手术局部止血方案。尚未见到有关局部止血措施控制严重出血无效的文献报道。

二、维生素 K 拮抗药

维生素 K 拮抗药（antivitamin K，VKA）可用于预防心脏（心房颤动、瓣膜性心脏病、人工瓣膜疾病和急性冠状动脉综合征）和静脉（浅静脉和深静脉血栓形成、肺栓塞）的血栓栓塞。VKA 通常在肝素初始治疗后作为静脉抗血栓药应用，在急性期可作更多调整。抗凝血药对已经形成的血栓或缺血性组织损伤没有直接作用。然而，在血栓形成的情况下，抗凝血药的使用旨在防止凝块生长及继发性血栓栓塞，从而预防可能出现的严重的后遗症，甚至致命风险。超过 2/3 的 VKA 处方用于治疗动脉血栓（瓣膜病、心律失常和冠状动脉综合征），不到 20% 的

VKA 用于治疗静脉血栓栓塞性疾病。在用于心脏血栓治疗时，患者通常需要终生用药；而在治疗静脉血栓时，用药时间一般为 3 个月至 1 年。

VKA 的特点是治疗范围窄，有时难以达到治疗平衡。对于不同类型的患者，VKA 的用药剂量必须根据国际标准化比值（international normalized ratio，INR）的结果进行动态调整。为了准确调整 VKA 用量，必须准确识别和监测药物间相互作用、患者饮食习惯和并发疾病。VKA 的使用会增加大出血的风险，其发生概率估计为每年 3%。此类出血在医源性事件居首位，13% 的患者因药物不良反应住院。在接受 VKA 长期治疗的患者中，每年有 0.6% 的死亡是由出血事件直接造成的。

（一）维生素 K 拮抗药的药理学

VKA 通过间接途径发挥抗凝作用，其抗凝机制与抑制肝脏合成维生素 K 依赖性凝血因子（Ⅱ因子、Ⅶ因子、Ⅸ因子和Ⅹ因子）相关。INR 用于监测 VKA 的效果。当血栓形成风险中等时，目标 INR 通常在 2～3，当血栓形成风险较大时，目标 INR 在 3～4.5。INR 大于 6 往往与自发性大出血风险增加显著相关。与目标 INR 在 2～3 的患者相比，具有高目标 INR（最多在 3.5～4.5）的患者自发性出

血（轻微、严重）的风险更高。目前有三
种可用的维生素 K 拮抗药。

华法林（Warfarin）是全球最常用
的维生素 K 拮抗药，处方剂量为 2mg 和
5mg，每天 1 次。该药是一种的香豆素衍
生物，具有较长半衰期（35～45h）。其抗
凝作用在给药后 72～96h 达到峰值。华法
林单次剂量的作用持续时间因个体而异，
介于 2～5 天（96～120h）。

醋硝香豆素（Acenocoumarol）是一
种快速作用且持续时间短的维生素 K 拮
抗药（药效可持续 24h）。该药每天给药
1～2 次。在单次给药的情况下，最好在
晚上服用，以便根据 INR 检测结果尽快
调整用药剂量。然而，由于该药抗凝效果
具有较高的不稳定性的风险，因此临床不
常规使用。

氟茚二酮（Fluindione）是唯一的茚
满二酮衍生物。它是一种半衰期长的化合
物（30h），起效和作用持续时间也相应延
长（48～72h）。

（二）维生素 K 拮抗药引起的口腔
出血风险

每年有近 10% 的服用 VKA 的患者接
受手术。目前存在以下三种临床处理方案：
维持抗凝治疗、停用抗凝血药或用肝素替
代治疗。在口腔手术的情况下，VKA 临
床处理方式的选择主要取决于口腔手术类

型（牙槽手术或高出血风险手术）。其次
是是否存在可能增加出血风险的局部或全
身因素。若存在多种风险因素，则有可能
导致出血风险升高（表 7-3 和表 7-4）。

对于接受牙槽手术的患者而言，出
血风险低且容易通过局部止血来控制。
在 INR<4 的情况下，可以不停用 VKA
进行拔牙术和牙种植术。据文献报道，
在不停用 VKA 的情况下，拔牙或牙种植
术后的出血率低于 10%（表 7-3）。如果
用药量过大（INR>4），则必须择期手
术。内科医生需立即采取相应措施（间
断服药、补充维生素 K 或急诊住院），使
INR 保持在治疗范围内。当 INR 在治疗
范围内时，大多数观察性研究表明，术
前 INR 与拔牙后出血发生率之间没有正
相关关系。

对于出血风险高的外科手术（如鼻
旁窦提升术、骨移植术），根据患者血栓
形成的风险，建议停用 VKA 的同时联合
或不联合肝素替代治疗。需在咨询开具处
方医生的情况下才能停用 VKA。对于血
栓形成风险低的患者，建议可在不进行替
代治疗的情况下停用 VKA。对于血栓形
成风险高的患者，建议术前和术后使用肝
素替代治疗。在服用 VKA 的情况下进行
拔牙手术的患者必须常规使用局部止血药
（氨甲环酸、吸收性明胶海绵、胶原蛋白、
氧纤维素纱布）。

表 7-3 抗维生素 K 拮抗药用药患者的牙槽手术（拔牙、种植牙）的处理

研　究	不停用 VKA 术前 INR<4		停用 VKA		降低 VKA 用药剂量 术前 INR<2		低分子量肝素替代治疗		对照组（不用抗血栓药）	
	出血事件 (n, %)	病例数 (n)	出血事件 (n, %)	病例数 (n)	出血事件 (n, %)	病例数 (n)	出血事件 (n, %)	病例数 (n)	出血事件 (n, %)	病例数 (n)
Al-Belasy, 2003	5 (16.67)	30	—	—	—	—	—	—	0 (0.00)	10
Bacci, 2010	7 (1.56)	449	—	—	—	—	—	—	4 (0.89)	449
Bacci, 2011	2 (3.85)	52	—	—	—	—	—	—	3 (2.75)	109
Bajkin, 2009	8 (7.34)	109	—	—	—	—	5	105	—	—
Bajkin, 2015	7 (5.60)	125	—	—	—	—	—	—	1 (1.18)	85
Blinder, 1999	13 (8.67)	150	—	—	—	—	—	—	—	—
Blinder, 2001	30 (12.05)	249	—	—	—	—	—	—	—	—
Bodner, 1998	2 (2.90)	69	—	—	—	—	—	—	—	—
Borea, 1993	1 (6.67)	15	—	—	2	15	—	—	—	—
Broekema, 2014	3 (9.38)	32	—	—	—	—	—	—	2 (1.94)	103
Cannon, 2003	2 (5.71)	35	3	35	—	—	—	—	—	—
Carter, 2003	3 (6.12)	49	—	—	—	—	—	—	—	—
Devani, 1998	1 (3.03)	33	—	—	1	32	—	—	—	—
Eichhorn, 2012	47 (7.38)	637	—	—	—	—	—	—	2 (0.70)	285
Evans, 2002	15 (26.32)	57	7	52	—	—	—	—	—	—
Febbo, 2016	9 (2.05)	439	—	—	—	—	—	—	0 (0.00)	439

（续　表）

研　究	不停用 VKA 术前 INR<4		停用 VKA		降低 VKA 用药剂量 术前 INR<2		低分子量肝素替代治疗		对照组（不用抗血栓药）	
	出血事件 (n, %)	病例数 (n)	出血事件 (n, %)	病例数 (n)	出血事件 (n, %)	病例数 (n)	出血事件 (n, %)	病例数 (n)	出血事件 (n, %)	病例数 (n)
Gaspar, 1997	1 (6.67)	15	—	—	2	32	—	—	—	—
Halfpenny, 2001	3 (7.50)	40	—	—	—	—	—	—	—	—
Karsl, 2011	6 (46.15)	13	—	—	—	—	—	—	3 (23.08)	13
Sacco, 2007	6 (9.23)	65	—	—	10	66	—	—	—	—
Salam, 2007	10 (6.67)	150	—	—	—	—	—	—	—	—
Zanon, 2003	4 (1.60)	250	—	—	—	—	—	—	3 (1.20)	250
合计	185 (6.04)[a]	3063	10 (8.70)[a]	87	13 (11.50)[a]	113	5 (4.76)[a]	105	18 (1.03)[a]	1743

a. 数值代表平均出血风险；事件数和百分比；VKA. 维生素 K 拮抗药；INR. 国际标准化比值

不停用或替代 VKA 并使用局部止血措施，VKA vs. 不用抗血栓药对照组的总体 OR 为 1.71，95% CI 0.68～4.32，P≤0.30

表 7-4　接受双药抗血栓治疗（维生素 K 拮抗药＋抗血小板药物）患者的拔牙处理					
维生素 K 拮抗药（VKA）		抗血小板药（APP）		VKA+APP	
出血事件（*n*，%）	病例数（*n*）	出血事件（*n*，%）	病例数（*n*）	出血事件（*n*，%）	病例数（*n*）
Bajkin，2012	2	71	0	71	3	71
Morimoto，2008	7	134	2	87	2	49
Morimoto，2011	9	188	2	128	6	66
合计	18（4.58）[a]	393	4（1.39）[a]	286	12（6.45）[a]	186

a. 轻微出血，未报告严重出血；数值代表平均出血风险：事件数和百分比

多种药物与 VKA 存在相互作用。其中部分药物会导致抗凝血药生物过量的发生（INR≥4.0）。合并用药是肠道菌群失衡和内源性维生素 K 合成障碍的危险因素，可导致 VKA 治疗失衡、增加出血风险。然而，口腔感染必须适当使用常规抗生素治疗，同时密切监测 INR。应注意抗生素预防性治疗并不会改变 INR。用药期间应严格禁用咪康唑（包括局部应用），不推荐使用唑类抗真菌药。在接受 VKA 治疗的患者中，两性霉素 B 是治疗口咽念珠菌病的推荐抗真菌药。

由于存在导致严重的局部出血和（或）隐匿性系统出血（如胃肠道和颅内出血）的风险，对于轻度至中度疼痛的 VKA 患者应严格禁用阿司匹林（镇痛剂量），不推荐使用非甾体抗炎药。可选择性使用对乙酰氨基酚，但在老年人中，为有效限制和监测可能发生的过量反应，应调整用药

剂量（＜2g/d）并在术后监测 INR。对于中度至重度疼痛，可以开具阿片类衍生物（可待因、曲马多）。

术后出血并发症的处理主要基于手术止血和对局部出血原因的检查。生物胶的适用性应考虑临床相关因素。

三、直接口服抗凝血药

自 2009 年以来，出现了一类新型口服抗凝血药，即选择性直接作用于凝血酶（Ⅱa）或活化 X 因子（Xa）（Thean 和 Alberghini，2016）的口服抗凝血药（direct oral anticoagulants，DOAC）。该类药物的适应证最初仅限于预防骨科手术（全髋关节和膝关节置换术）后的静脉血栓栓塞风险，从 2012 年开始扩展到预防与一个或多个风险因素相关的非瓣膜性心房颤动患者的血栓形成。DOAC 与 VKA（当前的标准方案）相比具有显著优势：不会与

食物相互作用，发生相互作用的药物数量有限。上述优势反映了其具有"更可预测"的抗凝作用，因此可以固定剂量用药（针对不同患者），并且不进行生物监测。DOAC 禁用于二尖瓣狭窄患者或人工心脏瓣膜患者。DOAC 主要用作 VKA 和（或）低分子量肝素（low-molecular-weight heparins，LMWH）的替代药，适用人群更广泛。自 2012 年上市以来，DOAC 的使用逐年增加，在全球范围内的重要性得以体现。因此，该类药物在口腔医学界也受到了越来越多的关注。

（一）直接口服抗凝血药的药理学

目前有 4 种新型口服抗凝血药，或称直接口服抗凝血药，包括达比加群（一种直接凝血酶抑制药），以及利伐沙班、阿哌沙班和恩多沙班（后三种为 Xa 因子抑制药）。上述药物的给药方案（每天 1 次或 2 次）和肾脏代谢程度不同。与 VKA 相比，DOAC 起效时间短（1～4h 后达到血浆峰值水平）、半衰期短（5～17h）。目前，全球均有销售的 DOAC 药物有 3 种。

达比加群酯（Dabigatran Etexilate）是一种直接凝血酶抑制药（直接抑制 IIa 因子），其抑制作用具有浓度依赖性、竞争性、高度选择性和可逆性。该药物有 3 种剂量规格可供选择，分别为 75mg、110mg 和 150mg。

利伐沙班是一种直接、竞争性和高选择性的 Xa 因子抑制药（直接抑制 Xa 因子）。其对 Xa 因子的选择性是其他丝氨酸蛋白酶（V 因子、IXa 因子、XIa 因子，凝血酶和活化蛋白 C）的 10000 倍以上。Xa 因子的抑制会阻断凝血级联的内源性和外源性途径，从而抑制凝血酶的产生和血栓的形成。利伐沙班不抑制凝血酶（IIa 因子），也没有证据表明其对血小板产生影响。利伐沙班有 3 种剂量规格可供选择，分别为 10mg、15mg 和 20mg。

与利伐沙班一样，阿哌沙班也是 Xa 因子的直接特异性抑制药，对凝血酶没有抑制活性。目前尚无文献报道其与食物的相互作用。该药肾清除率低（活性形式下为 25%）。阿哌沙班有 2 种剂量规格，分别为 2.5mg 和 5mg。

目前，可靶向逆转达比加群作用的特异性解毒药仅有伊达西珠单抗（Idarucizumab）一种。

（二）直接口服抗凝血药引起的口腔出血风险

多项临床研究评估了单独服用 DOAC 和（或）联合使用抗血小板药物患者接受口腔治疗的出血发生率，口腔手术后出血的风险约为 10%。对接受 DOAC 治疗的患者开具大剂量阿司匹林（每次 1g 或 3g/d）等所有种类的非甾体抗炎药、克拉霉素或唑类抗真菌药可能会增加出血风险。对于围术期的患者有多种推荐方案，例如继续使用 DOAC，在最后一次 DOAC 给药后间隔尽可能长的时间再进行有创治疗，或停用 DOAC 24~48h。

根据生产厂商的建议，在牙槽手术前可考虑要求患者停用一剂 DOAC 以降低出血风险。然而，由非口腔科医生撰写的 DOAC 患者口腔诊疗指南则建议停止抗凝治疗。与血栓栓塞并发症相比，这些作者高估了出血的潜在风险。

欧洲心律协会的现行指南建议，当干预措施确实"没有临床上重大出血风险"时和（或）当可以进行充分的局部止血时，如某些口腔手术，可在 DOAC 的血药浓度低谷期进行手术（即最后一次用药后 12h 或 24h，取决于每天 2 次或每天 1 次用药）。应避免在血药浓度高峰期进行拔牙。

根据法国口腔外科学会的建议，所有拔牙或牙种植手术都应在不停用抗血栓药的情况下进行。这种方法与临床研究中报道的拔牙后 / 种植手术后出血的低发生率和轻微程度相一致（表 7-5 和表 7-6）。

这些研究的数据表明，不需要对口腔科手术患者的 DOAC 治疗方案进行修改，但必须要求常规使用局部止血措施。此外，使用 DOAC 的口腔科患者出血风险低，没有严重并发症。然而，口腔手术围术期的最佳 DOAC 使用方案仍不清楚。在接受 DOAC 治疗的患者中，进行术前 INR 检测是无用的。目前尚无可常规使用的检测指标可以预测高出血风险。

除常规止血措施（缝合和压迫）外，建议进行局部药物止血（吸收性明胶海绵、胶原蛋白、纤维蛋白或氧化纤维素止血纱布）以降低拔牙后出血的风险。氨甲环酸和常规止血措施适用于牙种植手术（图 7-1 至图 7-3）。

四、注射抗凝血药

在手术、药物治疗和肿瘤治疗中静脉血栓栓塞的预防以注射抗凝血药为主。预防性抗血栓治疗的持续时间取决于手术类型和患者的身体状况。

（一）注射抗凝血药的药理学

注射抗凝血药包括标准或普通肝素（unfractionated heparin, UFH）和低分子量肝素。

肝素发现于 1916 年，可增强抗凝血酶（AT）（一种 Xa 因子和 IIa 因子的生理抑制药）的作用。普通肝素有 2 种剂型：用于静脉推注或通过注射泵连续给药的肝素钠和用于皮下注射的肝素钙，后者每 12 小时 1 剂，每天 2 剂，或每 8 小时 1 剂，每天 3 剂。静脉注射后，肝素的消除半衰期为 90min。普通肝素用药通常需

表 7-5　接受直接口服抗凝血药患者的牙槽操作（拔牙、种植牙）的管理

研　究	停用口服抗凝血药（DOAC）		跳过最后一剂 DOAC		多项围术期处理措施		对　照			
							不停药或改用 VKA		不服用抗血栓药	
	出血事件 (n, %)	病例数 (n)	出血事件 (n, %)	病例数 (n)	出血事件 (n, %)	病例数 (n)	出血事件 (n, %)	病例数 (n)	出血事件 (n, %)	病例数 (n)
Clemm, 2016	0 (0.00)	16	—	—	—	—	2 (6.66)	30	3 (0.67)	447
Gómez-Moreno, 2016a	2 (6.89)	29	—	—	—	—	—	—	2 (4.76)	42
Gómez-Moreno, 2016b	1 (5.55)	18	—	—	—	—	—	—	2 (5.19)	39
Hanken, 2015	6 (11.50)	52	—	—	—	—	—	—	2 (0.70)	285
Mauprivez, 2016	7 (22.58)	31	—	—	—	—	5 (25.00)	20	—	—
Miclotte, 2003	—	—	12 (46.15)	26	—	—	—	—	5 (19.23)	26
Patel, 2017	—	—	—	—	15 (13.51)	111	—	—	—	—
Yagyuu, 2017	4 (9.75)	41	—	—	—	—	5 (10.00)	50	6 (11.11)	54
Zeevi, 2017	7 (6.31)	111	—	—	—	—	—	—	—	—
合计	27 (9.06)[a]	298	—	—	—	—	12 (12.00)[a]	100	20 (2.24)[a]	893

a. 轻微出血，未报告严重出血；数值代表平均出血风险：事件数和百分比

表 7-6　不停药或更改抗血栓药种类的出血风险

	OR	95% 置信区间	P 值
口服抗凝血药 vs. 抗血小板药	4.49	(2.44~8.27)	≤0.001
口服抗凝血药 vs. 维生素 K 拮抗药	0.76	(0.37~1.56)	≤0.05

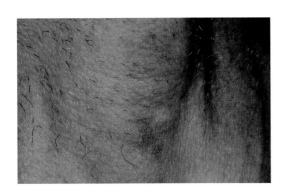

▲ 图 7-1　口腔手术后颈部皮肤血肿

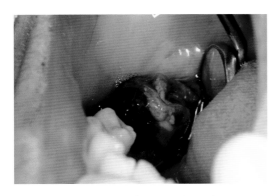

▲ 图 7-2　第三磨牙拔牙术后血凝块

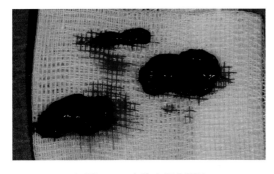

▲ 图 7-3　去除大量血凝块

要住院，并遵循严格的流程。除出血风险外，主要不良反应为肝素诱导的血小板减少症（heparin-induced thrombocytopenia，HIT）。HIT 是一种血栓性、免疫过敏性、

罕见但严重的并发症，一旦出现预后可危及生命、并发功能障碍，需要立即停用肝素。普通肝素治疗患者出现 HIT 的风险估计在 1%～5%。

低分子量肝素（LMWH）是通过 UFH 链的化学解聚或酶消化获得的。降低肝素链的分子量（UFH 为 3～30000Da，LMWH＜8000Da）使 LMWH 与 UFH 相比，抗 Xa 因子活性优于抗 IIa 因子活性（不同化合物的比率范围为 2～4）且半衰期更长，可以将每天注射次数减少到每天 1 次或 2 次。首个 LMWH 药物于 1985 年上市。主要的 LMWH 有达肝素钠、依诺肝素钠、亭扎肝素钠和那屈肝素钙。LMWH 具有与 UFH 相同的适应证，并有取代 UFH 的趋势（更好的耐受性，更少的注射次数）。然而，严重肾功能不全（肌酐清除率低于 30ml/min）的患者禁用 LMWH，但可以使用 UFH。LMWH 治疗期间发生 HIT 的风险低于 UFH，其风险预计不足 1%。

（二）注射抗凝血药导致口腔出血风险

注射抗凝血药的患者拔牙后出血的风险尚不清楚，拔牙围术期处理的相关研究也很少。文献报道主要涉及 2 种处理方案，即术前不停用肝素和停用肝素（术前 6～8h 停用 UFH，术前 1 天停用 LMWH，

根据术后止血情况恢复用药）。然而，目前对于口腔手术前是否可以停用肝素尚未达成共识。

结论

口腔出血可能与使用抗血栓药有关。口腔手术期间药物诱发的出血可能具有潜在危险。牙槽手术后出血风险低，易于通过局部止血控制。APA 和 VKA 围术期用药已有明确方案。而对于 DOAC 和肝素，最佳的围术期用药方案仍不清楚。

参考文献

［1］ Aframian DJ, Lalla RV, Peterson DE. Management of dental patients taking common hemostasis-altering medications. Oral Surg Oral Med Oral Pathol Oral Radiol Endod. 2007;103(suppl 1):S45.e1–S45.e11.

［2］ Ageno W, Gallus AS, Wittkowsky A, Crowther M, Hylek EM, Palareti G, American College of Chest Physicians. Oral anticoagulant therapy: antithrombotic therapy and prevention of thrombosis, 9th Ed: American College of Chest Physicians Evidence-Based Clinical Practice Guidelines. Chest. 2012;141(2 Suppl):e44S88S.

［3］ Airoldi F, Colombo A, Morici N. Incidence and predictors of drug-eluting stent thrombosis during and after discontinuation of thienopyridine treatment. Circulation. 2007;116:745–54.

［4］ Al-Belasy FA, Amer MZ. Hemostatic effect of nButyl-2 cyanoacrylate (Histoacryl) glue in warfarin treated patients undergoing oral surgery. J Oral Maxillofac Surg. 2003;61:14059.

［5］ Alcok RF, Reddel CJ, Pennings GJ, Hillis GS, Curnow JL, Brieger DB. The rebound phenomenon after aspirin cessation: the biochemical evidence. Int J Cardiol. 2014;174:376–8.

［6］ Ardekian L, Gaspar R, Peled M, Brener B, Laufer D. Does low-dose aspirin therapy complicate oral surgical procedures? J Am Dent Assoc. 2000; 131:331–5.

［7］ Bacci C, Maglione M, Favero L, Perini A, Di Lenarda R, Berengo M, Zanon E. Management of dental extraction in patients undergoing anticoagulant treatment. Results from a large, multicentre, prospective, case-control study. Thromb Haemost. 2010;104:972–5.

［8］ Bacci C, Berengo M, Favero L, Zanon E. Safety of dental implant surgery in patients undergoing anticoagulation therapy: a prospective casecontrol study. Clin Oral Implants Res. 2011;22:151–6.

［9］ Bajkin BV, Todorovic LM. Safety of local anesthesia in dental patients taking oral anticoagulants: is it still controversial? Br J Oral Maxillofac Surg. 2012;50:65–8.

［10］ Bajkin BV, Popovic SL, Selakovic SD. Randomized, prospective trial comparing bridging therapy using low-molecular-weight heparin with maintenance of oral anticoagulation during extraction of teeth. J Oral Maxillofac Surg. 2009;67:990–5.

［11］ Bajkin BV, Bajkin IA, Petrovic BB. The effects of combined oral anticoagulant-aspirin therapy in patients undergoing tooth extractions: a prospective study. J Am Dent Assoc. 2012;143:771–6.

［12］ Bajkin BV, Urosevic IM, Stankov KM, Petrovic BB, Bajkin IA. Dental extractions and risk of bleeding in patients taking single and dual antiplatelet treatment. Br J Oral Maxillofac Surg. 2015;53:29–43.

［13］ Blinder D, Manor Y, Martinowitz U, Taicher S, Hashomer T. Dental extractions in patients maintained on continued oral anticoagulant: comparison of local hemostatic modalities. Oral Surg Oral Med Oral Pathol Oral Radiol Endod. 1999; 88:137–40.

［14］ Blinder D, Manor Y, Martinowitz U, Taicher S. Dental extractions in patients maintained on oral anticoagulant therapy: comparison of INR value with occurrence of postoperative bleeding. Int J Oral Maxillofac Surg. 2001;30:518–21.

[15] Bodner L, Weinstein JM, Baumgarten AK. Efficacy of fibrin sealant in patients on various levels of oral anticoagulant undergoing oral surgery. Oral Surg Oral Med Oral Pathol Oral Radiol Endod. 1998;86:421–4.

[16] Borea G, Montebugnoli L, Capuzzi P, Magelli C. Tranexamic acid as mouthwash in anticoagulant-treated patients undergoing oral surgery. An alternative method to discontinuing anticoagulant therapy. Oral Surg Oral Med Oral Pathol. 1993;75:29–31.

[17] Brennan MT, Valerin MA, Noll JL, Napenas JJ, Kent ML, Fox PC, Saaser HC, Lockhart PB. Aspririn use and post-operative bleeding from dental extractions. J Dent Res. 2008;87(8):740–4.

[18] Broekema F, van Minnen B, Jansma J, Bos RR. Risk of bleeding after dento-alveolar surgery in patients taking anticoagulants. Br J Oral Maxillofac Surg. 2014;52:e15–9.

[19] Cañigral A, Silvestre FJ, Cañigral G, Alós M, Garcia-Herraiz A, Plaza A. Evaluation of bleeding risk and measurement methods in dental patients. Med Oral Patol Oral Cir Bucal. 2010;15:e863–8.

[20] Cannon PD, Dharmar VT. Minor oral surgical procedures in patients on oral anticoagulants- a controlled study. Aust Dent J. 2003;48:115–8.

[21] Carter G, Goss A. Tranexamic acid mouthwash. A prospective randomized study of a 2-day regimen vs 5-day regimen to prevent postoperative bleeding in anticoagulated patients requiring dental extractions. In J Oral Maxillofac Surg. 2003; 32:504–7.

[22] Carter G, Goss A, Lloyd J, Tocchetti R. Tranexamic acid mouthwash versus autologous fibrin glue in patients taking warfarin undergoing dental extractions: a randomized prospective clinical study. J Oral Maxillofac Surg. 2003;61:1432–5.

[23] Clemm R, Neukam FW, Rusche B, Bauersachs A, Musazaa S, Schmitt CM. Management of anticoagulated patients in implant therapy. A clinical comparative study. Clin Oral Implants Res. 2016; 27(10):1274–82.

[24] Cooke GE, Liu-Sratton Y, Kerketich AK. Effect of platelet antigen polymorphism on platelet inhibition by aspirin, clopidogrel, or their combination. J Am Coll Cardiol. 2006;7:5416.

[25] Davi G, Patrono C. Platelet activation and atherothrombosis. N Engl J Med. 2007;357:2482–94.

[26] Devani P, Lavery KM, Howell CJT. Dental extractions in patients on warfarin: is alteration of anticoagulant regime necessary? Br J Oral Maxillofac Surg. 1998;36:107–11.

[27] Dubois V, Dincq AS, Douxfils J, Iclx B, Samama CM, Dogné JM, Gourdin M, Chatelain B, Mullier F, Lessire S. Perioperative management of patients on direct oral anticoagulants. Thrombosis J. 2017;15:14. https://doi.org/10.1186/s12959-017-0137-1.

[28] Eichhorn W, Burkert J, Vorwig O, Blessmann M, Cahovan G, Zeuch J, Eichhorn M, Heiland M. Bleeding incidence after oral surgery with continued oral anticoagulation. Clin Oral Investig. 2012;16(5):1371–6.

[29] Eikelboom JW, Hirsh J, Spencer FA, Baglin TP, Weitz JI. Antiplatelet drugs: antithrombotic therapy and prevention of thrombosis, 9th ed: American College of Chest Physicians evidence-based clinical practice guidelines. Chest. 2012;141(2 Suppl):e89S–119S.

[30] Evans IL, Sayers MS, Gibbons AJ, Price G, Snooks H, Sugar AW. Can warfarin be continued during dental extraction? Results of a randomized controlled trial. Br J Oral Maxillofac Surg. 2002; 40:248–52.

[31] Febbo A, Cheng A, Stein B, Goss A, Sambrook P. Postoperative bleeding following dental extractions in patients anticoagulated with warfarin. J Oral Maxillofac Surg. 2016;74(8):1518–23.

[32] Garnier J, Truchot F, Quero J, Meziere X, Clipet F, Alno N, Frachon X, Delanoue O, Bader G, Lejeune S, Limbour P, De Mello G. 218 tooth extractions in

patients tacking platelet aggregation inhibitors. Rev Stomatol Chir Maxillofac. 2007; 108:407–10.

[33] Gaspar R, Brenner B, ARdekian L, Peled M, Laufer D. Use of tranexamic acid mouthwash to prevent postoperative bleeding in oral surgery patients on oral anticoagulant medication. Quintessence Int. 1997;28(6):375–9.

[34] Gomez-Moreno G, Aguilar-Salvatierra A, Fernandez-Cejas E, Delgado-Ruiz RA, Markovic A, Clavo-Guirado JL. Dental implant surgery in patients in treatment with the anticoagulant oral rivaroxaban. Clin Oral Implants Res. 2016a;1:1–4.

[35] Gomez-Moreno G, Fernandez-Cejas E, Aguilar-Salvatierra A, de Carlos F, Delgado-Ruiz RA, Clavo-Guirado JL. Dental implant surgery in patients in treatment by dabigatran. Clin Oral Implants Res. 2016b;1:1–5.

[36] Guyat GH, Akl EA, Crowther M, Gutterman DD, Schünemann HJ. Antithrombotic therapy and prevention of thrombosis (9th ed). American College of Chest Physicians. Evidence-based clinical practice guidelines. Chest. 2012;141(Suppl):7S–47S.

[37] Halfpenny W, Fraser JS, Adlam DM. Comparison of 2 hemostatic agents for the prevention of postextraction hemorrhage in patients on anticoagulants. Oral Surg Oral Med Oral Pathol Oral Radiol Endod. 2001;92:257–9.

[38] Hanken H, Gröbe A, Heiland M, Smeets R, Kluwe L, Wikner J, Koehnke R, Al-Dam A, Eichhorn W. Postoperative bleeding risk for oral surgery under continued rivaroxaban anticoagulant therapy. Clin Oral Invest. 2016;20(6):1279–82. https://doi.org/10.1007/s00784-015-1627-9.

[39] Heidbuchel H, Verhamme P, Alings M, Antz M, Hacke W, Oldgren J, Sinnaeve P, Camm AJ, Kirchhof P. European heart rhythm association practical guide on the use of new oral anticoagulants in patients with non-valvular atrial fibrillation. Europace. 2013;15:625–51.

[40] Hughes GJ, Patel PN, Saxena N. Acetaminophen on international normalized ratio in patients receiving warfarin therapy. Pharmacotherapy. 2011; 31:591–7.

[41] Karsh ED, Erdogan O, Esen E, Acartürk E. Comparison of the effects of warfarin and heparin on bleeding caused by dental extraction: a clinical study. J Oral Maxillofac Surg. 2011;69:2500–7.

[42] Krishnan B, Shenoy N, Alexander M. Exodontia and antiplatelet therapy. J Oral Maxillofac Surg. 2008;66:2063–6.

[43] Lillis T, Ziakas A, Koskinas K, Tsirlis A, Giannoglou G. Safety of dental extractions during uninterrupted single or dual antiplatelet treatment. Am J Cardiol. 2011;108:964–7.

[44] Madan GA, Madan SG, Madan G, Madan AD. Minor oral surgery without stopping daily low-dose aspirin therapy: a study of 51 patients. J Oral Maxillofac Surg. 2005;65:1262–5.

[45] Mauprivez C, Khonsari RH, Razouk O, Goudot P, Lesclous P, Descroix V. Management of dental extraction in patients undergoing anticoagulant oral direct treatment: a pilot study. Oral Surg Oral Med Oral Pathol Oral Radiol. 2016;122(5):e146–55.

[46] Miclotte I, Vanhaverbeke M, AlubanwoAgbaje J, Legrand P, Vanassche T, Verhamme P, Politis C. Pragmatic approach to manage new oral anticoagulants in patients undergoing dental extractions: a prospective case-control study. Clin Oral Invest. 2017;21(7):2183–8. https://doi.org/10.1007/s00784-016-2010-1.

[47] Morimoto Y, Niwa H, Minematsu K. Hemostatic management of tooth extractions in patients on oral antithrombotic therapy. J Oral Maxillofac Surg. 2008a;66:51–7.

[48] Morimoto Y, Niwa H, Hanatani A, Nakatani T. Hemostatic management during oral surgery in patients with a left-ventricular assist system undergoing high-level anticoagulant therapy: efficacy of low molecular weight heparin. J Oral Maxillofac Surg. 2008b;66:568–71.

[49] Morimoto Y, Niwa H, Minematsu K. Risk factors

affecting postoperative hemorrhage after tooth extraction in patients receiving oral antithrombotic therapy. J Oral Maxillofac Surg. 2011;69:1550–6.

[50] Morimoto Y, Niwa H, Minematsu K. Risk factors affecting hemorrhage after tooth extraction in patients undergoing continuous infusion with unfractionated heparin. J Oral Maxillofac Surg. 2012;70:521–6.

[51] Napenas JJ, Hong CH, Brennan MT, Furney SL, Fox PC, Lockhart PB. The frequency of bleeding complications after invasive dental treatment in patients receiving single and dual antiplatelet therapy. J Am Dent Assoc. 2009;140:690–5.

[52] Park MW, Her SH, Kwon JB, Lee JB, Choi MS, Cho JS, et al. Safety of dental extractions in coronary drug-eluting stenting patients without stopping multiple antiplatelet agents. Clin Cardiol. 2012;35:225–30.

[53] Patel JP, Woolcombe SA, Patel RK, Obisesan O, Roberts LN, Bryant C, Arya R. Managing direct oral anticoagulants in patients undergoing dentoalveolar surgery. Br Dent J. 2017;222(4):245–9.

[54] Sacco R, Sacco M, Carpenedo M, Mannucci PM. Oral surgery in patients on oral anticoagulant therapy: a randomized comparison of different intensity targets. Oral Surg Oral Med Oral Pathol Oral Radiol Endod. 2007;104:e18–21.

[55] Salam S, Yusuf H, Milosevic A. Bleeding after dental extractions in patients taking warfarin. Br J Oral Maxillofac Surg. 2007;45:463–6.

[56] Thean D, Alberghini M. Anticoagulant therapy and its impact on dental patients: a review. Aust Dent J. 2016;61:149–56.

[57] Yagyuu T, Kawakawi M, Ueyama Y, Imada M, Kurihara M, Matsusue Y, Imai Y, Yamamoto K, Kirita T. Risk of posextraction bleeding after receiving direct oral anticoagulants or warfarin: a retrospective chort study. BMJ Open. 2017;7: e015952.

[58] Zanon E, Martinelli F, Bacci C, Cordioli G, Girolami A. Safety of dental extraction among consecutive patients on oral anticoagulant treatment managed using a specific dental management protocol. Blood Coagul Fibrinolysis. 2003;14:27–30.

[59] Zeevi I, Rosenfeld E, Avishal G, Gilman L, Nissan J, Chaushu G. Four-year cross-sectional study of bleeding risk in dental patients on direct oral anticoagulants. Quintessence Int. 2017;48(6):503–9.

第 8 章
药源性味觉障碍
Drug-Induced Taste Disorders

Vianney Descroix　著

王　旭　闫志敏　译

一、背景

味觉是一种与嗅觉密不可分的复杂感觉。味觉感知同嗅觉一样，依赖于神经系统对化学刺激的感受。化学信号可以通过与受体直接结合触发离子通道开放，或者通过环磷酸腺苷等第二信使参与的方式刺激神经系统。之后，味觉信息被不同的脑神经（第Ⅶ、Ⅸ和Ⅹ对脑神经）传导至脑干，随即这些信号从丘脑被传导至位于顶叶的初级味觉皮质区。

药源性味觉障碍相对常见，其发生可能涉及 3 种不同机制：第一种机制是药物导致唾液质或量的改变，通常与应用抗胆碱药相关；第二种机制是药物造成舌上皮病变和（或）干扰舌上皮细胞更新，如应用抗生素和抗肿瘤药；最后一种机制是药物使用后锌、铜和维生素 A 浓度的变化，其中锌对于味觉素的合成至关重要。

在药源性味觉障碍中，味觉异常比味觉丧失更为常见。味觉异常与其他类型味觉障碍不同，表现为一种与预期味觉不符的持续性感觉。味觉异常需与药物持续性味道或药物代谢物积累产生的味道相鉴别。味觉异常一般分为定性味觉异常与定量味觉异常：定性味觉异常通常被称作味觉倒错（味幻觉、幻味），有时表现为口腔中异常的味道（如酸味或金属味）；定量味觉异常包含味觉减退（感知阈值升高）和味觉过敏（感知阈值降低），可表现为对所有味觉的普遍性异常，或对咸味、甜味、酸味和苦味等的选择性味觉异常。药源性味觉障碍可能会导致患者食欲不振、生活质量下降、产生消极情绪及中断药物治疗等情况。

药源性味觉障碍的患病率和不良影响尚不明确。这是因为关于这方面的研究存在诸多困难，例如味觉障碍测试具有异质性，尚缺乏味觉障碍定量评估的测试手段，多种合并因素（甚至包括疾病本身）均可造成味觉障碍而干扰研究结果，药物使用的剂量和治疗时间等均存在极大异质性等。

目前已知诱发味觉障碍的药物约 300 种（表 8-1）。药源性味觉障碍好发于使用心血管系统药物、抗甲状腺药物（卡比马唑、丙硫氧嘧啶）、治疗类风湿关节炎药物（D- 青霉胺）、抗生素（β- 内酰胺类、甲硝唑）和阿片类镇痛药的患者群。

二、心血管系统药物

几乎所有心血管系统药物都会影响味觉，其中包括 β 肾上腺素受体阻断药、血管紧张素转换酶抑制药、血管紧张素 II 受体阻断药、钙通道阻滞药、抗心律失常

表 8-1 常见诱发味觉障碍的药物	
治疗类别	**药品名称**
抗焦虑药	阿普唑仑、丁螺环酮、氟西泮
抗生素	氨苄西林、阿奇霉素、环丙沙星、克拉霉素、甲硝唑、氧氟沙星、磺胺甲噁唑、替卡西林、四环素
抗抑郁药	阿米替林、氯米帕明、地昔帕明、多塞平、丙米嗪、去甲替林
抗癫痫药	卡马西平、苯妥英钠、托吡酯
抗真菌药	灰黄霉素、特比萘芬
抗组胺药	氯苯那敏、氯雷他定、伪麻黄碱
抗高血压药	乙酰唑胺、胺碘酮、阿米洛利、苄普地尔、倍他洛尔、卡托普利、地尔硫草、依那普利、氢氯噻嗪、氯沙坦、硝苯地平、尼索地平、硝酸甘油、普罗帕酮、普萘洛尔、螺内酯、妥卡尼
抗炎药	金诺芬、倍氯米松、布地奈德、秋水仙碱、地塞米松、氟尼缩松、丙酸氟替卡松、金制剂、青霉胺
抗躁狂药	锂盐
镇痛药	那拉曲普坦、利扎曲普坦、舒马普坦
抗肿瘤药	顺铂、卡铂、环磷酰胺、多柔比星、氟尿嘧啶、左旋咪唑、甲氨蝶呤、替加氟、长春新碱
抗病毒药	阿昔洛韦、金刚烷胺、更昔洛韦、干扰素、吡罗达韦、奥司他韦、扎西他滨
甲状腺激素类药物和抗甲状腺药物	卡比马唑、左甲状腺素及相关化合物、丙硫氧嘧啶、甲巯咪唑

引自 Ackerman，1997；Doty，2008；Naik，2010；Scully，2004.

药、利尿药和周围血管扩张药等，而超过
1/3 的抗高血压药都具有影响味觉的不良
反应。

（一）血管紧张素转换酶抑制药

血管紧张素转换酶抑制药（ACE 抑
制药）是最常见干扰味觉的抗高血压药。
这类药物能够造成味觉丧失、口内出现金
属味或甜味、味觉紊乱或味觉失衡等不良
反应。当 ACE 抑制药与钙通道阻滞药、
利尿药联合使用时，会增加味觉障碍发生
的概率。

卡托普利（Lopril® 及其仿制药）是
一种常见的 ACE 抑制药，也是造成味觉
丧失或味觉障碍的主要 ACE 抑制药类药
物。卡托普利能够改变患者品尝食物的味
道，将其从咸味变为甜味，或者维持口
内的苦味或咸味；当每天用药剂量高于约
150mg 时，这些不良反应呈剂量依赖性。
卡托普利是唯一含有巯基的 ACE 抑制药，
这可能是其对味觉影响相较其他 ACE 抑
制药（如依那普利）更显著的原因。ACE
抑制药扰乱味觉的机制可能归因于锌螯
合、缓激肽局部浓度增加或其他未知的潜
在机制。其中，缓激肽能够促进前列腺素
合成而最终干扰细胞内第二信使，间接造
成味觉障碍。

不同患者，甚至同一患者服用不同
ACE 抑制药后对味觉的感知均存在差异。

有些 ACE 抑制药对味觉的影响可在药物
使用数月内自行缓解，但在多数情况下患
者需要通过停药才能恢复正常味觉。在某
些情况下，即使快速停用 ACE 抑制药，
味觉障碍也可能无法逆转。

（二）血管紧张素 II 受体阻断药

血管紧张素 II 受体阻断药（angiotensin
II receptor antagonists, A II RA）又被称作
"沙坦"类药物（包括坎地沙坦、厄贝沙坦、
氯沙坦、奥美沙坦等），是一类主要用于
治疗高血压和心力衰竭的药物。在此类药
物中，氯沙坦（Cozaar®）是造成味觉丧
失和味觉障碍的最常见药物。这类药物所
造成的味觉障碍可能与锌浓度无关，因为
接受沙坦类药物治疗的患者血液和唾液中
的锌浓度正常。

（三）钙通道阻滞药

据报道，超过 50% 的钙通道阻滞药
造成味觉障碍，并可能伴随有嗅觉障碍。
其中，已经被证实能够导致味觉障碍的钙
通道阻滞药类药物包括硝苯地平、氨氯地
平、地尔硫䓬或苄普地尔等。

三、抗甲状腺药物

甲巯咪唑（Thyrozol®）是一种含有
巯基的咪唑类抗甲状腺药物，通常作为治
疗甲状腺功能亢进症的首选药物。自 20

世纪 50 年代初，这种药物便被认为会干扰味觉。在首例报道的味觉障碍病例中，患者在接受治疗（剂量为 40mg）后仅 4 周便丧失了辨别甜、酸、苦和咸味的能力，在停止治疗 3 周后患者味觉功能恢复正常。卡比马唑（Néo-Mercazole®）是另一种抗甲状腺药物，可以减少血锌浓度，导致味觉丧失。

甲状腺功能减退症患者往往比健康人更容易出现味觉障碍。然而，在这类人群中，甲状腺功能减退本身、甲状腺素的使用、其他并发症因素等在味觉障碍发生中的作用尚不明确。实际上，接受甲状腺素治疗的甲状腺功能减退症患者比健康人表现出更强的味觉感知能力。确切而言，甲状腺功能减退症患者对某些味道（尤其是苦味）的辨识更加敏感，而甲状腺素治疗可以将味觉感知阈值恢复到正常水平。

四、抗感染药

（一）抗生素

虽然某些抗生素可改变味觉很早便被知晓，但这些药物对味觉和嗅觉的影响机制却鲜有证实。推测一方面，频繁使用抗生素会引发真菌感染，间接导致味觉障碍；另一方面，许多抗生素本身所具有的酸味、苦味或金属味也会干扰味觉（如甲硝唑会导致口中金属味）。

实验研究证实，当将钠盐、钾盐和（或）钙盐直接涂抹在舌面时，不同种类的抗生素会改变舌部对这些物质的味觉感知，例如氨苄西林可以降低舌部对氯化钠盐的味觉感知。

（二）抗真菌药

特比萘芬（Lamisil®）可能是最常见造成味觉障碍的抗真菌药物，有些患者在服药后的数周内便可出现味觉丧失。

（三）抗病毒药

多种抗病毒药物会诱发味觉障碍（以产生苦味为主），如获得性免疫缺陷综合征（acquired immune deficiency syndrome，AIDS）患者使用蛋白酶抑制药后会出现味觉障碍，表现为对一些物质的味觉感知发生改变；而高效抗逆转录病毒疗法会诱发以口腔油腻味为主要特征的味觉障碍。此外，抗流感病毒药物金刚烷胺和奥司他韦的溶液本身具有苦味，可能会干扰味觉。阿昔洛韦因其苦味，吞服困难的儿童常难以遵医嘱服用压碎后的片剂。

五、抗肿瘤药

抗肿瘤药通常会产生明显的不良反应，其诱发味觉障碍的机制包括：通过破坏味觉和嗅觉受体导致化学感觉紊乱；通过损害嗅黏膜和干扰嗅觉，间接造成味觉障碍；通过免疫抑制导致口腔真菌感染，间接造成味觉障碍。

诱发味觉障碍的常见抗肿瘤药包括顺铂、卡铂、环磷酰胺、多柔比星、氟尿嘧啶和甲氨蝶呤等。一般情况下，这类药物诱发的味觉障碍可逆，在治疗中止后可观察到味蕾再生。

六、精神类药物

（一）抗抑郁药

多种三环类抗抑郁药可诱发味觉障碍。这类药物口感差，干扰对盐或糖等物质的味觉感知。三环类抗抑郁药干扰味觉的机制主要有以下两个方面：一方面，这类药物具有较强的抗胆碱能效能，会导致口腔干燥；另一方面，这类药物会直接改变味蕾细胞膜上的钠、钾和钙离子通道，以及损害第二信使，诱发味觉障碍。

（二）抗焦虑药

苯二氮䓬类药物是最常见的抗焦虑药，能够改变味觉，增加对某些物质的甜度感受。在这类药物中，阿普唑仑和氟西泮可诱发味觉障碍。

结论

药源性味觉障碍是多种药物常见的口腔不良反应，对患者的生活质量和治疗依从性均造成负面影响。目前尚缺乏系统性评价药源性味觉障碍的前瞻性研究。同时，味觉障碍病因复杂多样，其潜在生物学机制尚未阐明。口腔科医生在诊治以味觉障碍为主诉的患者时，应特别注意询问药物使用情况，以避免遗漏诊断。

参考文献

［1］ Ackerman BH, Kasbekar N. Disturbances of taste and smell induced by drugs. Pharmacotherapy. 1997;17(3):482–96.

［2］ Bakhtiari S, Sehatpour M, Mortazavi H, Bakhshi M. Orofacial manifestations of adverse drug reactions: a review study. Clujul Med. 2018; 91(1):27–36. https://doi.org/10.15386/cjmed-748.

［3］ Beutler M, Hartmann K, Kuhn M, et al. Taste disorders and terbinafine [letter]. BMJ. 1993; 307:26.

［4］ Bong JL, Lucke TW, Evans CD. Persistent impairment of taste resulting from terbinafine. Br J Dermatol. 1998;139(4):747–8.

［5］ Deems DA, Doty RL, Settle RG, Moore-Gillon V,Shaman P, Mester AF, Kimmelman CP, Brightman VJ, Snow JB Jr. Smell and taste disorders, a study of 750 patients from the University of Pennsylvania Smell and Taste Center. Arch Otolaryngol Head Neck Surg. 1991;117(5):519–28.

［6］ Doty RL, Philip S, Reddy K, Kerr KL. Influences of antihypertensive and antihyperlipidemic drugs on the senses of taste and smell: a review. J Hypertens. 2003;21(10):1805–13.

［7］ Hallman BL, Hurst JW. Loss of taste as toxic effect of methimazole (tapazole) therapy; report of three cases. J Am Med Assoc. 1953;152(4):322.

［8］ Heeringa M, van Puijenbroek EP. Reversible dysgeusia attributed to losartan [letter]. Ann Intern Med. 1998;129(1):72.

［9］ Juhlin L. Loss of taste and terbinafine. Lancet.

1992;339(8807):1483.

[10] Levenson JL, Kennedy K. Dysosmia, dysgeusia, and nifedipine. Ann Intern Med. 1985;102 (1):135–6.

[11] Naik BS, Shetty N, Maben EV. Drug-induced taste disorders. Eur J Intern Med. 2010;21(3): 240–3.

[12] Schiffman SS, Zervakis J, Westall HL, Graham BG, Metz A, Bennett JL, Heald AE. Effect of antimicrobial and anti-inflammatory medications on the sense of taste. Physiol Behav. 2000;69(4-5): 413–24.

[13] Schlienger RG, Saxer M, Haefeli WE. Reversible ageusia associated with losartan [letter]. Lancet. 1996;347(8999):471–2.

[14] Scully C, Bagan JV. Adverse drug reactions in the orofacial region. Crit Rev Oral Biol Med. 2004;15(4):221–39.

第9章
药物诱发的唾液腺功能紊乱
Drug-Induced Salivary Gland Disturbances

Sara Laurencin-Dalicieux　Bruno Souche　Sarah Cousty　**著**

邢艺晓　**译**

一、背景

药物诱发的唾液腺功能紊乱是口腔最常见的药物相关不良反应，在老年人、服用大量药物的人群中尤为常见。唾液流量减少严重影响患者的生活质量。

唾液是由三对大唾液腺（腮腺、颌下腺和舌下腺）和口腔黏膜下的小唾液腺（或附属腺）分泌入口腔的外分泌物。唾液的主要功能如下。

- 消化食物。
- 特异性及非特异性免疫防御功能。
- 辅助发声。
- 防止龋齿发生发展。
- 吞咽食物。

唾液的分泌由第Ⅴ、Ⅶ和Ⅸ对脑神经支配下的副交感神经（胆碱能神经）和交感肾上腺素能神经（通过颈动脉中枢上部、中部和下部中心）支配。唾液腺分泌唾液

的质量和总量随时间节律和外部刺激而变化。此外，年龄也是影响日均唾液流量的决定因素。增龄性口干症是影响老年人健康的主要问题之一。唾液流量减少会导致龋齿发生，龋齿早期无明显症状，后期牙体组织快速破坏（猖獗龋）。此外，多种因素可促进或抑制唾液的分泌，如细菌或病毒感染、开胃的食物均可促进唾液分泌，而恐惧会影响肾上腺素的分泌，引起口干。

唾液中的药物浓度具有重要意义，如警方可通过检测唾液中药物浓度获取非法使用精神类药物的证据。唾液分泌与药物使用相关。

- 抑制唾液分泌是最常见的药物不良反应。
- 抑制唾液分泌的药物很多，而促进唾液分泌的药物罕见。
- 唾液腺可以分泌降解药物的分子，

药物降解后产生改变唾液物理化学成分的物质，可进一步导致味觉改变。

- 药物有时可引起唾液着色。

药物诱发的唾液腺功能紊乱较为常见，严重影响患者的生活质量，但目前尚缺乏这些药物引起唾液腺功能紊乱的循证医学证据。

本章旨在帮助医疗卫生从业人员了解药物和唾液之间的相互作用。药物的口腔不良反应会对患者产生多种不利影响，例如药物可通过改变口腔局部免疫状况导致龋齿多发或机会性感染增加，甚至影响全身健康状况。

二、药物诱发的唾液腺功能减退

本部分将重点介绍"唾液腺功能减退"和"口干症"的区别。

口干症指患者对口腔干燥的主观感受，即使唾液腺功能完全正常，也可界定为口干症。在药物的口腔不良反应中，口干症最为常见。服用药物治疗较未服用任何药物的成人更易出现口干症。同理，中老年人可能同时服用多种药物，增加了其罹患口干症的风险。

药物诱发的唾液腺功能减退是指能够导致客观唾液分泌减少的情况，采用唾液定量的减少、精确的唾液量和（或）唾液质量的改变来衡量。

口干症状会根据口干的严重程度而有下列不同表现。

- 口腔或喉部发干发黏。
- 唾液浓稠。
- 口腔烧灼感。
- 唇部和舌部干裂。
- 口渴。
- 味觉改变。
- 咀嚼或吞咽困难。
- 语言障碍。
- 义齿相关问题。
- 口腔黏膜损害或机会性感染（如口腔念珠菌病）。
- 龋齿增多。

（一）病理生理学假说

药物诱发的唾液腺功能减退的机制各有不同。基于药物作用的剂量依赖性，口干症的风险随着药物剂量的升高而增加。

唾液的分泌依赖于交感和副交感自主神经系统，乙酰胆碱是其中重要的神经介质，将信息从神经元传递到唾液腺影响其分泌。由于唾液腺的种类不同，浆液性或黏液性唾液的比例会有所不同。

- 浆液性唾液（富含水分）由副交感神经系统刺激分泌。
- 黏液性唾液（富含蛋白质且更黏稠）由交感神经系统刺激分泌。

药物诱发的唾液腺功能减退可由以下机制引起。

● 调控唾液分泌的神经功能障碍：使用拟交感神经药物（麻黄碱、安非他明、中枢性抗高血压药）和抗胆碱能药（阿托品、抗痉挛药、三环类抗抑郁药、抗帕金森药、抗组胺药、肌肉松弛药等）。

● 唾液腺直接损伤（如抗肿瘤免疫治疗）。

● 药物所致的脱水（如利尿药导致尿量增加）。

（二）相关药物

口干症是临床常见主诉。本部分将详细介绍该类患者的管理。

与口干症相关的药物有 500 多种，治疗尿失禁的药物、抗精神病药、抗抑郁药、抗胆碱能药、抗高血压药、镇静药和抗组胺药是已知引起口干症或唾液腺功能障碍的主要药物（表 9-1）。然而，文献中几乎未提供唾液分泌减少的量化证据，唾液分泌减少的测量方法也鲜有报道，以至于难以区分主观口干症和客观口干症。

1. 治疗尿失禁的药物　Meta 分析显示治疗尿失禁的药物是引发口干症的主要药物种类之一。大多数此类药物通过抗毒蕈碱机制引起口干，这些药物包括非选择性抗毒蕈碱药物（奥昔布宁、托特罗定和非索罗定）和选择性 M_3 受体阻断药（达非那新和索非那新）。其他非选择性抗毒蕈碱药物的替代药物（如米拉贝隆，一种

选择性 β_3 肾上腺素受体激动药）引起口干的风险较低。

2. 镇痛药　奈福泮（Nefopam）具有非常典型的阿托品样作用，在某些病例中会导致严重的口腔干燥。同样，口干也是曲马多常见的不良反应，1%～10% 的服用此药的患者出现口干。此外，药物警戒中心提出美沙酮和洛哌丁胺（一种用于止泻的阿片类药物）可诱发口干。

在其他镇痛药中，大麻引起口干已被公认，利多卡因常引起口干症状，但唾液量并未减少，尚未发现对乙酰氨基酚对唾液腺功能的损伤。

3. 心血管疾病用药

(1) 抗心律失常药：胺碘酮和决奈达隆（Dronedarone）可引起唾液分泌减少和味觉障碍，但此不良反应仅见于 1% 的服用此类药物的患者。味觉改变为主观症状（见第 8 章）。

丙吡胺具有明显的阿托品样作用，可导致便秘和调节障碍，其致口干的不良反应尤为显著。

(2) 抗高血压药：在血管扩张类药物中，哌唑嗪是 α_1 受体阻断药的代表药物，这类药物均能诱发口干症。

①中枢性抗高血压药：可乐定或莫索尼定等药物可引起口干症，但并不影响此类抗高血压药的继续使用。由于服用此类药物期间患龋风险增加，需定期行口腔检查。

表 9-1 引起口干症或唾液腺功能减退的主要药物

临床应用	治疗类别	化合物分类	化学成分
心血管系统	抗高血压药	咪唑啉受体激动药	可乐定、莫索尼定、胍唑嗪
	利尿药	噻嗪类	苄氟噻嗪
	β肾上腺素受体阻断药	非选择性β肾上腺素受体阻断药	噻吗洛尔
	钙通道阻滞药	苯基烷胺衍生物	维拉帕米
	抗心律失常药	抗心律失常药物	丙吡胺（达舒平）
	治疗功能失调药物	合成抗胆碱能类、季胺类化合物	溴丙胺太林
消化道与代谢	止吐药和止恶心药	颠茄生物碱	阿托品
			东莨菪碱
泌尿生殖系统和性激素	泌尿系统用药	尿频和尿失禁用药	奥昔布宁、丙哌维林、托特罗定、索利那新、米拉贝隆、弗斯特罗定、达非那新、呱达那新
神经系统	麻醉药	阿片类麻醉药	芬太尼
		天然鸦片生物碱	吗啡、双氢可待因
		东罂粟碱衍生物	丁丙诺啡
	镇痛药	吗啡喃衍生物	布托啡诺
		其他阿片类药物	曲马多
		其他抗偏头痛药物	可乐定
	抗癫痫药		加巴喷丁
	抗帕金森病药	多巴胺激动药	罗替戈汀

（续　表）

临床应用	治疗类别	化合物分类	化学成分
	精神抑制药	吩噻嗪类	氯丙嗪、奋乃静
		二氮平、恶氮平、噻氮平、氧苷平	洛沙平
		其他抗精神病药物	阿立哌唑、帕利哌酮
		苯二氮䓬类药物	唑吡坦
		其他催眠药和镇静药	东莨菪碱
		非选择性单胺再摄取抑制药	丙米嗪、阿米替林、去甲替林
		选择性 5- 羟色胺再摄取抑制药	氟西汀、西酞普兰、帕罗西汀、舍曲林、依他普仑
		其他抗抑郁药	瑞波西汀、安非他酮、度洛西汀、沃替西汀
	精神兴奋药	中枢作用的拟交感神经药	哌甲酯、右哌甲酯、赖氨酸安非他命
抗肿瘤和免疫调节		单克隆抗体	贝伐单抗、纳武利尤单抗、派姆单抗、阿特珠单抗
呼吸系统	阻塞性气道疾病用药	抗胆碱能类	噻托溴铵
	全身使用的抗组胺药	氨基烷基醚	多西拉敏
肌肉骨骼系统		肌松药	巴氯芬、替扎尼定、环苯扎林
感觉器官	青光眼治疗中的拟交感神经用药		溴莫尼定
		抗胆碱能药	阿托品

②β肾上腺素受体阻断药：这是一类非常重要的抗高血压药，也用于丛集性头痛和偏头痛的治疗。该类药根据半衰期的长短、肝代谢或肾代谢而分为不同的亚类。

③钙通道阻滞药：地尔硫草属于苯并硫氮杂草类药物，用于预防心绞痛和治疗高血压，口干的不良反应较为少见。二氢吡啶类（氨氯地平）等其他钙通道阻滞药并未发现可致口干。

阿托品可用于治疗心动过缓，引起唾液分泌减少。

心血管疾病的联合用药增加了包括口干在内的药物相关不良反应的发生，需要关注使用这些药物的老年人的口腔健康状况。

4. 抗癫痫药或抗惊厥药　苯二氮草类药物（地西泮、氯硝西泮）、乙内酰脲（苯妥英）曾被怀疑引起口干症。根据文献报道，苯妥英可致牙龈肥大，但尚未见其致口干症的报道。

5. H_1 受体阻断药（抗组胺药）　抗组胺药（西替利嗪、羟嗪、氯雷他定、地氯雷他定等）均具有抗胆碱能作用，可引起口干、便秘和调节紊乱，并且不良反应呈剂量依赖性。

6. 止吐药　大剂量美托哌丙嗪可引起口干症状，但较为少见。5-羟色胺抑制药（司琼类药物）和甲氧氯普胺尚无引发口干症的报道。

7. 抗帕金森病药　抗胆碱能类抗帕金森病药（比哌立登、苯海索）最常引起口干症状，并呈现剂量依赖性。使用此类药物（尤其是比哌立登）时极少发生与皮疹相关的化脓性腮腺炎。多巴胺能激动药（金刚烷胺、罗替戈汀、溴隐亭）偶引起唾液分泌减少。约 4% 使用恩他卡朋等儿茶酚 -O- 甲基转移酶（catechol-o-methyltransferase, COMT）抑制药的患者有口干症状。

中枢抗高血压药甲基多巴具有拟交感神经作用，可引起口干症状。相反，左旋多巴会导致唾液分泌过多。

麦角乙脲是一种麦角类衍生物，也有抑制唾液分泌的作用。黑麦麦角衍生物（如溴隐亭）同样会引起口干感。

8. 抗抑郁药　苯二氮草类抗焦虑药不干扰唾液分泌。

9. 抗肿瘤药　口干症是唾液腺放化疗和移植物抗宿主病等公认的不良反应之一。在上呼吸道、上消化道癌症的治疗中，头颈部放疗会使唾液腺受到放射损伤，引起口干症，严重降低患者的生活质量。唾液腺受累的严重程度与累积辐射剂量相关。此外，细胞毒性化疗药会直接损害唾液腺，导致口干。

（三）鉴别诊断：非药物诱发的口干

除药物诱发以外，口干症或唾液腺

功能减退还有许多其他病因，其中免疫异常疾病尤其不可忽视，相关鉴别诊断（表 9-2）如下。

干燥综合征是一种自身免疫性外分泌腺疾病，其病因不明，主要特点为外分泌腺的慢性炎症。干燥综合征的诊断有多种标准。

目前，2016 年美国风湿病学会（American College of Rheumatology，ACR）/

欧洲抗风湿病联盟（European League Against Rheumatism, EULAR）制订的原发性干燥综合征（primary Sjögren's syndrome, pSS）分类标准如下。

● 未刺激的全唾液流速≤0.1ml/min（1 分）。

● 至少单眼泪液分泌试验（Schirmer 试验）≤5mm/5min（1 分）。

● 至少单眼角膜染色计分（Ocular

表 9-2 唾液腺表现的鉴别诊断

唾液腺表现	鉴别诊断
口干症	● 焦虑性障碍 ● 内源性抑郁症 ● 纤维肌痛症 ● 暴食症或厌食症 ● 头部 / 颈部放射治疗 ● 系统疾病（结节病、淀粉样变、丙型肝炎病毒感染、艾滋病）
腮腺肿胀	● 多为单侧受累 　- 急性 　　○ 细菌感染 　　○ 放线菌病 　　○ 导管结石机械性梗阻 　- 慢性 　　○ 慢性唾液腺炎 　　○ 肿瘤（腮腺多形性腺瘤） ● 多为双侧受累 　- 急性 　　○ 病毒感染（流行性腮腺炎病毒、EB 病毒、巨细胞病毒） 　- 慢性 　　○ 感染（丙型肝炎病毒、HIV 病毒） 　　○ 糖尿病 　　○ 酒精中毒 　　○ 厌食症 　　○ 淀粉样变 　　○ IgG_4 相关性疾病 　　○ 高脂蛋白血症

Staining Score, OSS）≥5 或 Van Bijsterveld 评分≥4 分（1 分）。

- 血清抗 SSA 抗体阳性（3 分）。

- 组织病理学上局灶性淋巴细胞浸润，并且灶性指数≥1 个浸润灶 /4 毫米²，1 个浸润灶 =50 个淋巴细胞 /4 毫米²（3 分）。

根据纳入和排除标准，评分总和≥4 分者诊断为原发性干燥综合征。

- 纳入标准：口干或眼干至少 3 个月，无法用其他疾病解释。

- 排除标准：头颈部放疗史、获得性免疫缺陷综合征、结节病、活动性丙型肝炎病毒感染、淀粉样变性、移植物抗宿主病、IgG₄ 相关性疾病。

没有任何其他潜在相关疾病是诊断原发性干燥综合征的重要前提。

（四）口干患者的管理

1. 临床检查　临床检查的目的是区分主观口干和客观口干。医生应该检查以下方面。

(1) 功能体征：吞咽困难、咀嚼困难、语言困难、频繁饮水。

(2) 临床症状：唾液有白色沉积物、唾液黏稠、黏膜发黏、无法形成唾液膜、挤压唾液腺后导管口没有唾液流出等。同时存在由于唾液减少而引起的牙颈部龋、黏膜萎缩等口腔病损（表 9-3，图 9-1 和图 9-2）。

表 9-3　唾液腺功能减退的主要临床表现	
临床症状	临床表征
唾液腺症状	● 唾液有白色沉积物 ● 唾液黏稠 ● 无法形成唾液膜 ● 挤压唾液腺后导管口没有唾液
牙齿症状	牙颈部龋
黏膜症状	● 黏膜发黏 ● 黏膜萎缩，尤其是舌背黏膜：萎缩，舌苔厚重呈黑褐色 ● 多处黏膜损伤（口角炎等） ● 剥脱性唇炎 ● 机会性感染：念珠菌感染等

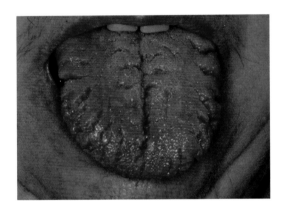

▲ 图 9-1　口干患者的舌裂和念珠菌感染

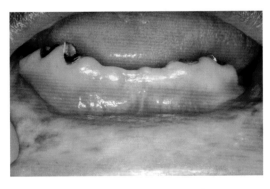

▲ 图 9-2　口干患者的猖獗龋

（3）其他检查：唾液分泌量（静息唾液流率和刺激后的唾液流率）、血糖检查等。

还要注意是否有口呼吸、口腔副功能（如是否有夜磨牙）等。

2. 病史采集　病史采集内容如下。

- 口干症的病程（>3 个月）。
- 对生活质量的影响。
- 是否服用与口干症可能相关的药物。

三、药物诱发的其他唾液腺表现

（一）药物诱发的唾液分泌过多

唾液分泌过多表现为唾液量或流速的增加，临床较为少见，可见于牙齿萌出过程中、月经期、炎症反应、胃食管反流病等。唾液分泌过多表现为流涎也可能是神经系统疾病（唐氏综合征、脑瘫或帕金森病等）的症状。

很难区分唾液分泌过多的客观因素或主观因素。修复体刺激、不合适的义齿等局部刺激因素可引起唾液分泌过多。

- 拟交感神经药物（表 9-4）也可引发唾液分泌过多。
  - 乙酰胆碱 (Acetylcholine，ACH) 可增加唾液分泌：乙酰胆碱具有经典的拟副交感神经作用。胆碱的合成酯类（卡巴胆碱和苯乙胆碱）也有这种作用。

表 9-4　引发唾液分泌过多的拟交感神经药物	
直接作用	**间接作用**
槟榔碱	西沙必利
苯乙胆碱	新斯的明
卡巴胆碱	毒扁豆碱
毛果芸香碱	卡巴拉汀
毒蕈碱	
西维美林	

- 胆碱能受体阻断药分为两类。
- 毒蕈碱受体阻断药：这一类药物的代表是阿托品。此类药物可阻断毒蕈碱 $M_1 \sim M_5$ 五种亚型的受体（M_3 受体存在于唾液腺细胞和平滑肌细胞上）。
  - 毛果芸香碱等天然物质与位于神经元 - 效应器连接处的毒蕈碱受体结合，发挥与乙酰胆碱相同的作用。
- 烟碱受体阻断药：阻断自主神经系统的神经节传递，这种作用被称为神经节麻痹。由于其非选择性阻断作用（不只是靶器官），因而此类药物的应用有限。这类药物可引起广泛的不良反应，不限于唾液分泌减少。
  - 尼古丁对自主神经系统的神经节具有拟胆碱作用。这些物质具有血管舒张作用，能够增加唾液分泌，唾液中蛋白质比例减少，水的比例增加。

许多其他药物也能引起唾液分泌过多，这类药物包括锂剂、氯氮平、阿普唑仑、地高辛、氟哌啶醇、甲芬那酸、茶碱、卡托普利、硝苯地平和一些抗生素（庆大霉素、妥布霉素、亚胺培南和卡那霉素）。

药物引起的唾液分泌过多以对症治疗为主。抗胆碱能药物（如透皮给药的东莨菪碱皮肤贴剂）可以减少唾液量，也有将肉毒杆菌注射到腮腺中来减少唾液分泌的报道。

（二）唾液着色

某些药物会使唾液和其他体液着色，这些药物包括氯法齐明、左旋多巴、利福平和利福布汀等。

（三）唾液腺肿大

腮腺肿大是含碘药物（对比剂）的不良反应。此外，在甲状腺癌治疗中经常使用的放射性碘治疗也可引起唾液腺肿大。

许多其他类药物会导致唾液腺肿大（表9-5），如胰岛素、甲基多巴、保泰松、羟苯丁酮、氯化钾、磺胺类药物、华法林、萘普生、胍类药物、呋喃妥因、可乐定、特比萘芬、氯己定、多西环素、地西泮等。

结论

口干症和药物使用有明确的相关性，涉及多种药物。口干症轻者可以表现为口干症状（与味觉障碍相关或不相关，唾液量没有明显变化），重者表现类似真性继发性医源性口腔干燥（导致口腔黏膜炎和多发龋齿），后者在上呼吸道和消化道癌症的颈面部放疗后尤为常见。在已发表的病例报道中，唾液流量测定方法的研究经常被忽视，在未来的研究中唾液流量等检查方法有待进一步标准化。

阿托品（及其衍生物）、苯二氮䓬类等多种药物具有明确减少唾液分泌的不良反应。医生必须时刻关注患者的用药情况，从而发现任何可能诱发口干的药物成分。

表9-5 药物累及唾液和唾液腺的不良反应			
不良反应类型	**口腔干燥症**	**流涎症**	**唾液腺肿大**
机制	• 拟交感神经作用（抗胆碱能） • 唾液腺损伤 • 体液丢失（脱水） • 唾液腺血管收缩	• 拟副交感神经作用（胆碱能作用）	• 超敏反应、水肿
临床表现	• 口腔炎、进食/说话/味觉/吞咽困难、味觉障碍、烧灼感	• 流涎	• 唾液腺肿大
相关药物	• 抗胆碱能药、抗组胺药、抗高血压药、抗抑郁药、利尿药	• 拟交感神经药物	• 放射性碘、氯氮平、氯己定

在口干症的管理中，首先考虑药物诱发的口干的可能。此外，医务人员须向地区药物警戒部门报告药物相关口干不良反应。

参考文献

［1］ Abdollahi M, Radofar M. A review of drug-induced oral reactions. J Contemp Dent Pract. 2003;4:10–31.

［2］ Femiano F, Lanza A, Buonaiuto C, Gombos F, Rullo R, Festa V, et al. Oral manifestations of adverse drug reactions: guidelines. J Eur Acad Dermatol Venereol. 2008;22:681–91.

［3］ Gil-Montoya JA, Silvestre FJ, Barrios R, Silvestre-Rangil J. Treatment of xerostomia and hyposalivation in the elderly: a systematic review. Med Oral Patol Oral Cir Bucal. 2016;21(3):355–66.

［4］ Jayakaran TG. The effect of drugs in the oral cavity - a review. J Pharm Sci Res. 2014;6:89–96.

［5］ Porter SR, Scully C, Hegarty AM. An update of the etiology and management of xerostomia. Oral Surg Oral Med Oral Pathol Oral Radiol Endod. 2004;97: 28–46.

［6］ Scully C. Drug effects on salivary glands: dry mouth. Oral Dis. 2003;9:165–76.

［7］ Scully C, Bagan JV. Adverse drug reactions in the orofacial region. Crit Rev Oral Biol Med. 2004;15:221–39.

［8］ Shetty SR, Bhowmick S, Castelino R, Babu S. Drug induced xerostomia in elderly individuals: an institutional study. Contemp Clin Dent. 2012;3:173–5.

［9］ Shiboski CH, Shiboski SC, Seror R, et al. 2016 American College of Rheumatology/European league against rheumatism classification criteria for primary Sjögren's syndrome: a consensus and data-driven methodology involving three international patient cohorts. Arthritis Rheumatol. 2017;69:35–45.

［10］ Stefanski AL, Tomiak C, Pleyer U, Dietrich T, Burmester GR, Dörner T. The diagnosis and treatment of Sjögren's syndrome. Dtsch Arztebl Int. 2017;114:354–61. https://doi.org/10.3238/arztebl.2017.0354.

［11］ Sultana N, Sham EM. Xerostomia an overview. Int J Clin Dent. 2011;3:58–61.

［12］ Tan ECK, Lexomboon D, Sandborgh-Englund G, Haasum Y, Johnell K. Medications that cause dry mouth as an adverse effect in older people: a systematic review and metaanalysis. J Am Geriatr Soc. 2018;66:76–84.https://doi.org/10.1111/jgs. 15151.

［13］ Villa A, Abati S. Risk factors and symptoms associated with xerostomia: a cross-sectional study. Aust Dent J. 2011;56:290–5.

［14］ Villa A, Wolff A, Narayana N, Dawes C, Aframian DJ, Lynge Pedersen AM, Vissink A, Aliko A, Sia YW, Joshi RK, McGowan R, Jensen SB, Kerr AR, Ekström J, Proctor G. World workshop on oral medicine VI: a systematic review of medication-induced salivary gland dysfunction. Oral Dis. 2016;22(5):365–82.

［15］ Vinayak V, Annigeri RG, Patel HA, Mittal S. Adverse affects of drugs on saliva and salivary glands. J Orofac Sci. 2013;5:15–20.

［16］ Wolff A, Joshi RK, Ekström J, Aframian D, Pedersen AM, Proctor G, Narayana N, Villa A, Sia YW, Aliko A, McGowan R, Kerr AR, Jensen SB, Vissink A, Dawes C. A guide to medications inducing salivary gland dysfunction, Xerostomia, and subjective Sialorrhea: a systematic review sponsored by the world workshop on oral medicine VI. Drugs R D. 2017;17(1):1–28.

［17］ Yuan A, Woo SB. Adverse drug events in the oral cavity. Oral Surg Oral Med Oral Pathol Oral Radiol. 2015;119:35–47.

［18］ Zavras AI, Rosenberg GE, Danielson JD, Cartsos VM. Adverse drug and device reactions in the oral cavity. surveillance and reporting J Am Dent Assoc. 2013;144:1014–21.

第 10 章
药物诱发的口腔感染
Drug-Induced Oral Infections

Sylvie Boisramé　Anne-Gaëlle Chaux-Bodard　著

周培茹　译

概述

口腔感染是全球最常见的疾病之一，其种类丰富，可由多种口腔内定植的病原微生物引起。口腔内存在有 700 多种细菌、病毒、真菌和原虫等。其中，口腔共生菌群与多种环境因子间保持着动态平衡。唾液在维持口腔微环境稳态中起着关键性作用，唾液中含有的保护性蛋白可以调节口腔的局部免疫反应。口腔免疫反应包括固有免疫和适应性免疫两类，即由细胞介导和体液介导的免疫反应，两者在维持口腔微生态平衡中亦发挥着十分重要的作用。

在某些情况下，一些对机体健康有益的口腔微生物可由共生态转变为致病态。一方面，口腔共生菌群较致病菌更为丰富，可在一定程度上抵消致病菌的有害作用；但另一方面，口腔微生态环境的改变（如炎性反应、pH 变化、免疫反应等）也会进一步促进共生菌转变为致病菌，最终导致感染或疾病的发生。

一、诱发口腔感染的药物（图 10-1）

（一）免疫调节药

1. 抗肿瘤药　抗肿瘤药是指用于癌症治疗的药物，具有细胞毒性，并且大部分对骨髓有抑制作用。有些抗肿瘤药属于细胞周期特异性药物，另一些则是细胞周期非特异性药物。抗肿瘤药超家族包括烷化剂（如白消安、顺铂）、植物来源的抗有丝分裂药（如长春新碱、多西他赛、依托泊苷）、微生物来源的抗有丝分裂药（如博来霉素、多柔比星）、抗代谢药（氟尿嘧啶、甲氨蝶呤）、激素类药物及其拮抗药（地塞米松、他莫昔芬等）、其他药物（如利妥昔单抗、甲磺酸伊马替尼等）。不

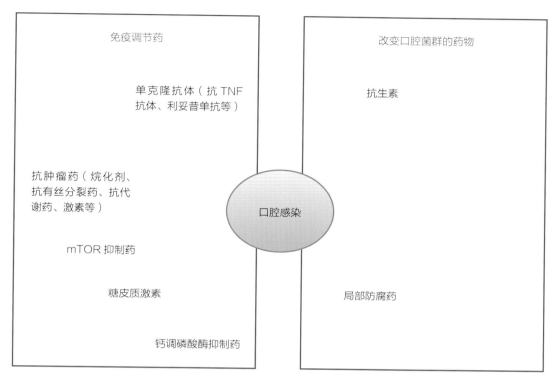

▲ 图 10-1　诱发口腔感染的药物
TNF. 肿瘤坏死因子；mTOR. 哺乳动物雷帕霉素靶蛋白

同类别抗肿瘤药物的免疫调节机制各不相同。此外，抗肿瘤药可通过骨髓抑制产生间接免疫毒性，同时会导致贫血、白细胞减少症和中性粒细胞减少症等。

烷化剂可与骨髓细胞的 DNA 结合，抑制造血功能。拓扑异构酶抑制药（多柔比星、依托泊苷）可抑制拓扑异构酶活性。拓扑异构酶是一种调节 DNA 拓扑结构的酶，对转录过程中遗传物质的完整性至关重要。而拓扑异构酶抑制药可与相应异构酶易解离复合物结合并使之形成稳定复合物，因此可干扰 DNA 合成，具有遗传毒性。环孢菌素可与 DNA 的嘌呤碱基相结合，因此可诱导细胞凋亡和骨髓抑制。抗代谢药是一种 DNA 碱基类似物（如氟尿嘧啶是嘧啶碱基的类似物），其可通过将自身整合到 RNA 中，进而阻断代谢物的利用。

2. 其他抗代谢药　其他抗代谢药，如硫唑嘌呤（6- 巯基嘌呤的咪唑衍生物）、吗替麦考酚酯也属于免疫调节药。硫唑嘌呤可抑制核苷酸合成，其作用呈剂量依赖性，可用于肾移植患者。吗替麦考酚酯是麦考酚酸的前体药物，与鸟嘌呤核苷酸的合成有关，可用于治疗自身免疫性疾病。其主要通过抑制次黄嘌呤核苷酸脱氢酶活性而抑制鸟嘌呤核苷酸的合成，从而诱导活化的 T 淋巴细胞凋亡，减少淋巴细胞和单核细胞的募集，进而抑制 T 淋巴细胞对同种异体细胞及抗原的免疫应答。

3. 糖皮质激素类药物　糖皮质激素类药物广泛用于治疗炎症性疾病、自身免疫性疾病、癌症等，长期应用可导致免疫抑制。糖皮质激素类药物的作用机制是上调抗炎细胞因子并下调促炎细胞因子的表达，并可在 T 淋巴细胞的发育和稳态中发挥作用，亦可通过抑制活化 B 淋巴细胞的 NF-κB 对 B 细胞发挥作用，还可通过抑制 IL-1、IL-2、IL-3、IL-4、IL-5、IL-6、IL-8 编码基因的表达，下调细胞介导的免疫反应，并可最终导致体液免疫的下降。短期应用（10 天以内）泼尼松、泼尼松龙、氢化可的松、倍他米松、地塞米松、甲泼尼龙不会增加感染风险。

局部应用糖皮质激素类药物（包括乳膏或喷雾）也可引起局部免疫抑制，导致局部感染的发生。局部应用时，糖皮质激素可穿过细胞膜与受体结合，形成复合体，并结合于细胞的 DNA，进而抑制相关蛋白的表达，与系统应用糖皮质激素发挥相似的作用。哮喘患者使用吸入类糖皮质激素常可诱发口腔念珠菌病，尤其是红斑型口腔念珠菌病。此外，上皮屏障破坏还可

促进局部糖皮质激素类药物的渗透。

4. 钙调磷酸酶抑制药　钙调磷酸酶抑制药（calcineurin inhibitors, CNI）家族包括环孢素和他克莫司在内的多种药物。环孢素是真菌来源的环状多肽，而他克莫司是一种大环内酯分子。钙调磷酸酶抑制药的应用有多种适应证，最常用的适应证是预防器官移植（肾、肺、心脏或肝脏）后的排异反应，其常与糖皮质激素联合使用。环孢素也可用于治疗移植物抗宿主病、牛皮癣、类风湿关节炎、特应性皮炎等。其可使活化 T 细胞核因子（nuclear factor of activated T-cells, NFAT）去磷酸化，阻断 T 细胞的增殖，抑制促炎细胞因子的产生。这类药物的免疫抑制作用与药物剂量、血药浓度和用药疗程相关。

5. 单克隆抗体　根据目前单克隆抗体（monoclonal antibodies, mab）国际分类体系，用"o-mab"代表鼠源性抗体，"xi-mab"代表嵌合抗体，"zu-mab"代表人源化抗体，"u-mab"代表人单克隆抗体。

TNF-α 的单克隆抗体药物（即依那西普、英夫利昔单抗、阿达木单抗等）可用于治疗类风湿关节炎、风湿性银屑病或克罗恩病。这类药物既可抑制炎症反应，也可影响固有免疫。已有报道，在接受 TNF-α 抗体治疗的患者中，结核分枝杆菌感染的患病率增高，其他病原体引起的机会性感染（如军团菌、李斯特菌和口腔病

原体等感染）的风险也会增加。

贝拉西普是一种选择性 T 细胞共刺激阻滞药，用于预防器官移植的排异反应。该药物可抑制 T 细胞增殖和 IL-2、IL-4、IF-α、TNF-α 的产生，进而增加患者对机会性感染的易感性。

抗白细胞抗体、抗 IL-2 抗体、抗 IL-17 抗体 [苏金单抗（Secukinumab）] 可用于治疗葡萄膜炎、强直性脊柱炎、类风湿关节炎、牛皮癣等。这些抗体可选择性地与免疫细胞释放的 IL-2 或 IL-17 结合（苏金单抗结合 IL-17A），从而抑制免疫级联反应。巴利昔单抗（Basiliximab）可靶向作用于 IL-2 受体，利洛西普（Rilonacept）和卡那单抗（Canakinumab）可靶向作用于 IL-1，而托珠单抗（Tocilizumab）靶向作用于 IL-6。

阿仑单抗（Alemtuzumab）可靶向作用于正常和恶性肿瘤白细胞上的 CD52 抗原，现已被批准用于治疗多发性硬化症和慢性 B 淋巴细胞白血病。

利妥昔单抗是通过基因工程获得的抗 CD20 的鼠 / 人嵌合单克隆抗体。CD20 是一种广泛存在于 B 细胞表面的标志物，利妥昔单抗通过抑制 CD20 诱导 B 细胞死亡，从而降低细胞免疫功能。利妥昔单抗适用于治疗非霍奇金淋巴瘤、慢性淋巴细胞白血病、类风湿关节炎和肉芽肿性疾病。

布伦妥昔单抗（Brentuximab）用于治疗霍奇金淋巴瘤和间变性大细胞淋巴瘤，其可靶向作用于 CD30，而 CD30 主要表达于恶性肿瘤细胞，在正常细胞中表达水平较低。

6. mTOR 抑制药　mTOR 抑制药，即哺乳动物雷帕霉素靶蛋白（mammalian target of rapamycin, mTOR）抑制药，常用于治疗肿瘤（如替西罗莫司）或预防移植排异反应（如西罗莫司、依维莫司）。mTOR 抑制药可与免疫亲和素结合并阻断细胞因子介导的信号转导通路，从而抑制 T 细胞的细胞周期进程。mTOR 抑制药的主要适应证是治疗恶性肿瘤（包括胰腺肿瘤、晚期肾癌、HER2 阴性乳腺癌、肾癌等）和预防肝脏或心脏的移植排异反应。替西罗莫司还具有降低 VEGF 表达，减少淋巴细胞数量的作用。

（二）改变口腔菌群的药物

口腔黏膜和牙齿表面存在着极其复杂的微生物群。这些微生物共同构成了口腔微生态系统，不同微生物物种之间及其与宿主免疫之间保持着微妙的平衡关系，这一平衡的破坏会引起口腔微生态系统失调，并可导致疾病的发生。

除免疫调节药之外，需要特别注意抗生素及局部防腐药等可通过改变口腔环境中的有机成分（微生物）或无机成分（pH

改变、唾液流量减少等）导致口腔微生态失调和口腔感染的发生。

1. 抗生素　研究表明，抗生素的应用可改变微生物间通过生存竞争所维持的平衡关系。因此，针对某种菌群的抗生素可能利于本被这种菌群抑制的另一种菌群的生长，口腔念珠菌病的发病机制即与此相关。当口腔微生物菌群失调后，其营养供应及病原体防御等重要功能均有所下降。此外，抗生素会干扰微生物群和免疫系统之间的相互作用。部分研究表明，其可导致宿主组织中的转录组和蛋白质组的改变，另外还有研究强调抗生素的应用与免疫系统疾病（如哮喘）或乳糜泻的发生有关。此外，抗生素还可增加宿主对病原微生物的易感性。

2. 局部防腐药　日常使用的漱口水（葡萄糖酸氯己定和李施德林等）可对菌斑积聚、口腔微生物群的生物量及其活性产生显著抑制作用。然而，长期使用上述漱口水可能会导致口腔机会性感染的发生。

唾液的质和量对于维持口腔健康至关重要，唾液质和量的降低可使患者发生口腔疾病（如龋病、念珠菌病、细菌感染、溃疡病损）的风险增高。一些口服药物的应用是导致口干症的常见病因之一。目前研究发现，在 500 种药物中，超过 42 种药物可引起口干症状。

抗抑郁药是最主要导致口干症的药物。三环类抗抑郁药、选择性 5- 羟色胺再摄取抑制药（selective serotonin reuptake inhibitors，SSRI）和苯二氮䓬类药物单独或联合应用均可导致口干症。此外，一项针对老年人的纵向研究表明，长期服用利尿药会使口干症的发生率增加近 6 倍。另有报道，β 肾上腺素受体阻断药或血管紧张素转换酶抑制药等抗高血压药也可导致口干，而阿片类药物（吗啡、可待因和曲马多）、阿托品、巴氯芬和苯海拉明等也可降低唾液流量，造成口干症。

二、临床表现

（一）细菌感染

口腔细菌感染可累及骨组织及软组织，药物诱发的口腔细菌感染通常与腐生菌感染相关。

1. 骨组织感染　骨髓炎是发生于骨组织的一种急慢性炎性疾病，可表现为局限或弥漫性病损，局限性骨髓炎可局限于皮质骨或骨膜内，慢性骨髓炎常会被漏诊。骨髓炎的病因可分为牙源性（牙体组织坏死）或牙周源性（牙周炎或智齿冠周炎等）。免疫抑制药的使用可诱导慢性感染的急性发作，因此化疗期间发生急性骨髓炎的风险增加。此外，使用骨吸收抑制药等抗骨质疏松药物也会引起骨髓炎（见第 6 章）。

干槽症是拔牙后的常见并发症，口服避孕药的使用与该病的发生有关，其发生率可随口服避孕药中雌激素剂量的增加而升高。在药物使用周期的第 23～28 天拔牙，可最大限度地减少牙槽骨炎或干槽症的发生。

2. 软组织感染

(1) 龈炎：坏死性龈炎是最常见的一种软组织感染类型，在化疗期间尤为高发。在化疗时，化疗药物导致的粒细胞缺乏可以促进口腔中的腐生细菌成为病原体，进而导致坏死性龈炎的发生。坏死性龈炎常表现为龈乳头和角化龈的疼痛性溃疡，常伴有假膜的形成，必须使用抗生素对其进行治疗。此外，药物引起的龈炎还可表现为龈缘袖口样的线状红斑。

(2) 牙周炎：使用免疫抑制药可以诱发牙周炎（特别是坏死性牙周炎）的发生。坏死性牙周炎主要表现为牙周组织的溃疡性损害，还可伴发牙龈出血、牙周组织破坏、疼痛、口腔异味、下颌下淋巴结肿大等。抗生素及牙周手术是其必要的治疗措施。在全身免疫功能严重受损的患者中，坏死性牙周炎还可进一步发展成为更严重的坏死性口炎。

(3) 放线菌病：放线菌病是由放线菌属感染引起的疾病，其临床症状较轻，口腔病损可表现为龈缘肿胀，并可出现肉芽肿及化脓性损害。

(4) 蜂窝织炎：蜂窝织炎是由多种微生物感染脂肪细胞所引起的疾病，具有发展为更严重疾病的风险。

此外，在免疫抑制的患者中，亦不能低估结核分枝杆菌感染的问题。结核病的口腔表现较为少见，其临床诊断依据是患有肺结核和（或）免疫抑制性状态，并于口腔中出现外生性溃疡损害，舌背处高发。口腔结核的病灶边界不规则，边缘有隆起和硬结，多数伴有疼痛，不累及淋巴结，其治疗常以多种抗结核药物联合系统治疗为主。

（二）真菌感染

口腔念珠菌病是最常见的机会性感染，多呈口腔黏膜局限性感染，但在免疫抑制的患者中，可能发展为具有潜在致死性的侵袭性、系统性真菌感染。念珠菌属包括多个菌种，口腔念珠菌病通常由白色念珠菌引起。念珠菌是一种口腔常驻真菌，在 30%～60% 的门诊患者的口腔中均可检出。念珠菌可通过芽生孢子产生菌丝而转变为致病态。口腔念珠菌病的易感因素包括糖尿病、恶性肿瘤、全身激素治疗、长期使用抗生素等。在念珠菌侵入过程中，念珠菌可与角质形成细胞结合并大量增殖，进而引发炎症反应。在念珠菌感染中，唾液成分（尤其是唾液蛋白和抗体）和念珠菌菌量的博弈至关重要，如唾液流量的改变是诱发念珠菌感染的重要因素。口腔念珠菌病患者通常会出现口腔灼热和（或）金属味等症状。

口腔念珠菌感染在口腔及口周的临床表现可分为以下类型。

(1) 急性念珠菌性口炎：可表现为假膜、红斑。

(2) 慢性念珠菌性口炎：表现为增生、红斑、假膜。

(3) 特定部位念珠菌感染：义齿性口炎、正中菱形舌炎及口角炎等。

口腔念珠菌病的病程包括：患者口腔黏膜充血发红，口内可出现金属味、咸味或口腔烧灼感。2～3天后，在充血的口腔黏膜表面出现点状白色假膜病损，可被拭去（图10-2）。

假膜形成是口腔念珠菌病最常见的临床表现，但部分患者仅表现为口腔黏膜持续性萎缩和红斑。

萎缩型念珠菌病常出现在活动义齿覆盖的黏膜区域，表现为红斑性病损，与义齿的轮廓相对应。

在系统性念珠菌感染的患者中，可能会继发口腔念珠菌感染，这种情况非常少见，其发生与患者存在严重的免疫缺陷有关。感染常常会扩散至口咽和食管。

口腔念珠菌病患者必须使用抗真菌药进行治疗，包括两性霉素、氟康唑等。对于佩戴活动义齿的患者，应告知其对义齿及所有的口腔清洁用品（牙刷）进行消毒，以避免口腔黏膜的再次感染。

慢性念珠菌感染的临床表现通常是局限性的，其口腔表现有如下几种。

● 口角炎通常表现为口角黏膜的发红，中部常有沟裂。其病因是患者垂直距离不足导致口角处的环境潮湿，可伴有金黄色葡萄球菌感染。

● 舌背中部常表现为舌乳头萎缩，伴红斑和萎缩区，有时舌背部病损对应的上腭部位也会出现类似的表现。

● 泛发性慢性口腔念珠菌感染可表现为白色病损，不能被擦去，患者无不适症状。

● 伴有上皮过度角化的慢性念珠菌感染，主要发生于口角联合区后部，15%的患者可伴发上皮异常增生。其临床症状

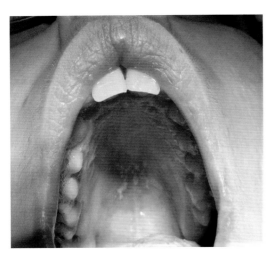

▲ 图 10-2　假膜型口腔念珠菌病患者硬腭中部的白色斑点

轻且单纯抗真菌治疗效果不明显。

除念珠菌感染外，口腔内还可发生其他类型的真菌感染，包括组织胞浆菌病、副球孢子菌病等。

全身或局部用药均可导致念珠菌病的发生。一方面，局部使用或吸入糖皮质激素类药物、过量使用漱口液等，均可引起真菌感染。另一方面，长时间系统使用抗生素、免疫抑制药或引起唾液分泌减低的药物，亦可诱发继发性真菌感染。

（三）病毒感染

1. 巨细胞病毒 巨细胞病毒（cytome-galovirus，CMV）是一种人类疱疹病毒（HHV-5），常感染器官移植的受者，发生率高达 60% 左右。CMV 感染的发生率与患者应用的治疗药物有关，接受阿仑单抗和他克莫司联合治疗的患者 CMV 感染的风险较高，而使用 mTOR 抑制药而非抗代谢药物的患者 CMV 感染的风险较低。此外，在骨髓移植后约 100 天，患者感染CMV 的风险也是比较高的。口腔的 CMV 感染很少见，并且仅有 25% 的患者会出现临床症状，少数患者会出现流感样综合征。口腔病损常表现为非特异性、多发性、边缘不规则、覆有假膜的溃疡面。CMV 感染对患者造成的最主要危害是其诱发的移植排异反应，因此，器官移植患者应预防性使用伐昔洛韦。当器官移植患者发生

急性 CMV 感染时，必须使用更昔洛韦进行治疗。

2. 人乳头瘤病毒（图 10-3） 人乳头瘤病毒（human papilloma virus，HPV）感染常与免疫抑制相关，其可导致非吸烟和非饮酒者中口咽癌的发生，还可导致多种良性病变。目前已发现的 HPV 亚型有150 多种，其通过直接接触传播。

鳞状上皮乳头状瘤常见于 30—40 岁人群，临床表现为软腭、舌、唇和牙龈等部位的良性外生性病损，病理表现为正角化或不全角化。其治疗方法是使用手术刀外科切除。

尖锐湿疣常见于肛门和生殖器黏膜，但亦可累及口腔黏膜，常发生在 30—40 岁的性活跃人群，并且男性比例高（男女比例 19∶1）。尖锐湿疣呈粉红色无蒂外生性病损，大部分位于唇部、上腭或舌系带处的黏膜。手术也是尖锐湿疣可选的治

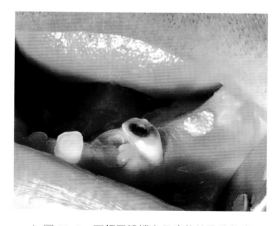

▲ 图 10-3　下颌牙槽嵴上呈疣状的乳头状瘤

疗方法。

局灶性上皮增生（focal epithelial hyperplasia，FEC）也称为 Heck 病，常发生在美洲印第安人和因纽特人的儿童和年轻人中。病损呈无痛无蒂的结节或丘疹，伴有增生和特征性的有丝分裂样细胞。病损可随着年龄增长而自行消退，如不能消退，可采用手术或药物（干扰素 α）治疗。

口腔黏膜上皮异常增生与鳞状细胞癌（squamous cell carcinoma，SCC）也可伴发 HPV 感染，并且无法单纯通过临床表现区分特定病损是否伴有 HPV 感染。对于口咽部鳞状细胞癌而言，伴有 HPV 感染的患者预后可优于无 HPV 感染者，但对于口腔鳞状细胞癌而言，预后并非如此。

3. EB 病毒　EB 病毒（epstein-barr virus，EBV）是一种特异性感染 B 淋巴细胞的 DNA 双链核心病毒。EBV 感染常发生在免疫抑制的患者中，因此，任何具有免疫抑制作用的药物均有可能诱发 EBV 感染。EBV 导致的口腔感染常见于老年人或化疗导致免疫抑制（如使用甲氨蝶呤、硫唑嘌呤、环孢素等）的人群中。病损常表现为发生在舌、唇、腭或颊黏膜上的孤立、硬结样、缓慢进展的溃疡；也可表现为毛状白斑，即双侧舌缘、伸长、高起的无症状白色病损。毛状白斑被认为是 HIV 感染者的特征性病损，也有学者在使用局部糖皮质激素治疗的非 HIV 感染者中发现了毛状白斑病损，该病损为免疫抑制的重要标志。对于 EBV 感染，建议全身使用伐昔洛韦或局部鬼臼毒素治疗。

4. 单纯疱疹病毒（图 10-4）　单纯疱疹病毒（herpes simplex virus，HSV）中，HSV-1 和 HSV-2 的成人感染率分别为 60% 和 15%。HSV 可潜伏在唾液中，其复制呈 T 细胞依赖性。在使用化疗药物的患者中伴发原发或继发性 HSV 的感染率约为 40%，在严重免疫抑制阶段更为常见。

原发性 HSV 感染可无症状，也可出现发热、乏力的全身症状，数天后可出现水疱并很快转变为溃疡病损，数天后可愈合。

复发性 HSV 感染在免疫抑制或精神压力增加等情况下常易发生。在起始的病毒复制阶段，患者常无症状。数天之后，可在发生过原发性感染的部位出现红斑，进而发生水疱，并很快转化为火山口样、边界清楚的溃疡病损，常伴有疼痛，数周可痊愈。疱疹病毒还可与细菌协同感

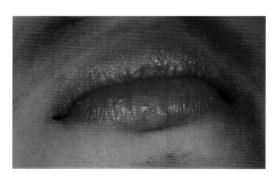

▲ 图 10-4　下唇单纯疱疹病毒感染

染。在免疫抑制的患者中，HSV 感染所导致的最主要危害是诱发严重的全身系统性感染。阿昔洛韦可促进病损愈合并减少 HSV 感染的复发。

5. 水痘 - 带状疱疹病毒　水痘 - 带状疱疹病毒（varicella-zoster virus，VZV）初次（原发性）感染常发生在儿童期。患者常在数天的流感样症状之后，全身出现多发的水疱或口腔损害。使用免疫抑制药的成人患者发生原发性 VZV 感染异常凶险，可累及肺、脑和肝脏等重要器官。

复发性带状疱疹表现为局限性、呈带状的病损，其最主要的特征是病损为单侧性，出现在明确的神经区域（如三叉神经的眼支），疼痛剧烈（图 10-5）。

VZV 感染常发生在化疗后的数周，病损常同时累及口腔和皮肤，其主要的特点是单侧水疱病损，并伴有疼痛。治疗

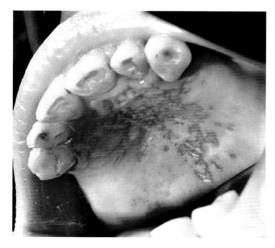

▲ 图 10-5　右侧硬腭的带状疱疹

VZV 感染的药物包括阿昔洛韦、伐昔洛韦和泛昔洛韦等。

（四）寄生虫感染

弓形虫病很少见，可表现为口疮样口炎。食用生肉或未做熟的肉，以及接触污染的猫粪可引起弓形虫的感染。孕妇感染弓形虫后所导致的胎儿神经损害是该病的最主要危害。

利什曼病主要通过蚊虫叮咬或共用注射器感染儿童和青年，狗是利什曼原虫的重要宿主。利什曼病的病变可仅出现在皮肤，也可在皮肤病损之后发生口腔黏膜的无痛性溃疡。

（五）继发感染

口腔黏膜炎易继发真菌、病毒和细菌感染。但黏膜炎本身不属于感染，而是以上皮屏障破坏为特征的黏膜病。口腔黏膜炎表现为从轻度的充血到严重的溃疡的一系列病变，可根据 WHO 分级判断疾病的严重程度。口腔黏膜炎的病因主要是化疗（如应用抗代谢药、烷化剂、紫杉烷类、蒽环类、生物碱类等药物）和放疗。口腔黏膜因细胞更新快易发生口腔黏膜炎，上皮屏障的破坏利于病原微生物穿过上皮屏障，而化疗引起粒细胞减少进一步增加了各类感染的风险，其中继发真菌感染最为凶险。

药物诱发的系统性疾病可导致继发性免疫功能改变，进而增加口腔感染的风险。例如，在肾脏移植患者中，使用他克莫司可通过影响胰岛素分泌增加其罹患糖尿病的风险，而此类患者可因罹患糖尿病更易继发口腔感染。

结论

本章系统性回顾了诱发口腔感染的相关药物，包括免疫调节药与改变口腔菌群的药物等，并详细阐述了药物诱发口腔感染的具体机制与不同类型。

参考文献

［1］ Abdollahi M, Radfar M. A review of drug-induced oral reactions. J Contemp Dent Pract. 2003;4(1):10–31.

［2］ Agbo-Godeau S, Guedj A, Marès S, Goudot P. Xerostomia. Presse Med. 2017;46(3):296–302.

［3］ Al Johani KA, Hegarty AM, Porter SR, Fedele S. Calcineurin inhibitors in oral medicine. J Am Acad Dermatol. 2009;61(5):829–40.

［4］ Avila M, Ojcius DM, Yilmaz O. The oral microbiota:living with a permanent guest. DNA Cell Biol. 2009;28(8):405–11.

［5］ Brode SK, Jamieson FB, Ng R, Campitelli MA, Kwong JC, Paterson JM, Li P, Marchand-Austin A, Bombardier C, Marras TK. Increased risk of mycobacterial infections associated with anti-rheumatic medications. Thorax. 2015;70(7):677–82.

［6］ Buffie CG, Jarchum I, Equinda M, Lipuma L, Gobourne A, Viale A, Ubeda C, Xavier J, Pamer EG. Profound alterations of intestinal microbiota following a single dose of clindamycin results in sustained susceptibility to Clostridium difficile-induced colitis. Infect Immun. 2012;80(1):62–73.

［7］ Catellani JE, Harvey S, Erickson SH, et al. Effect of oral contraceptive cycle on dry socket (localized alveolar osteitis). J Am Dent Assoc. 1980;101(5):777–80.

［8］ Chaveli-Lopez B. Oral toxicity produced by chemotherapy: a systematic review. J Clin Exp Dent. 2014;6(1):e81–90.

［9］ De Almeida PV, Gregio AM, Brancher JA, Ignacio SA, Macha- do MA, de Lima AA, et al. Effects of antidepressants and ben- zodiazepines on stimulated salivary flow rate and biochemistry composition of the saliva. Oral Surg Oral Med Oral Pathol Oral Radiol Endod. 2008;106:58–65.

［10］ Dongari-Bagtzoglou A. Pathogenesis of mucosal biofilm infections: challenges and progress. Expert Rev Anti-Infect Ther. 2008;6(2):201–8.

［11］ D'Souza G, Zhang Y, Merritt S, Gold D, Robbins HA, Buckman V, Gerber J, Eisele DW, Ha P, Califano J, Fakhry C. Patient experience and anxiety during and after treatment for an HPV-related oropharyngeal cancer. Oral Oncol. 2016; 60:90–5.

［12］ Feller L, Khammissa RA, Chandran R, Altini M, Lemmer J. Oral candidosis in relation to oral immunity. J Oral Pathol Med. 2014;43(8):563–9. https://doi. org/10.1111/jop.12120; Epub 2013 Oct 9

［13］ Ghaffar F, Muniz LS, Katz K, Smith JL, Shouse T, Davis P, McCracken GH Jr. Effects of large dosages of amoxicillin/clavulanate or azithromycin on nasopharyngeal carriage of Streptococcus pneumoniae, Haemophilusin-fluenzae, nonpneumococcal alpha-hemolytic streptococci, and Staphylococcus aureus in children with acute otitis media. Clin Infect Dis. 2002;34(10):1301–9.

［14］ Guarner F, Malagelada J-R. Gut flora in health and disease. Lancet. 2003;361:512–9.

［15］ Habbab KM, Moles DR, Porter SR. Potential oral manifestations of cardiovascular drugs. Oral Dis. 2010;16(8):769–73.

［16］ Katabathina V, Menias CO, Pickhardt P,

Lubner M, Prasad SR. Complications of immunosuppressive therapy in solid organ transplantation. Radiol Clin N Am. 2016;54(2): 303–19.

［17］Langdon A, Crook N, Dantas G. The effects of antibiotics on the microbiome throughout development and alternative approaches for therapeutic modulation. Genome Med. 2016;8 (1):39.

［18］Lichtman JS, Ferreyra JA, Ng KM, Smits SA, Sonnenburg JL, Elias JE. Host-microbiota interactions in the pathogenesis of antibiotic-associated diseases. Cell Rep. 2016;14(5):1049–61.

［19］Marild K, Ye W, Lebwohl B, Green PH, Blaser MJ, Card T, Ludvigsson JF. Antibiotic exposure and the development of coeliac disease: a nationwide case-control study. BMC Gastroenterol. 2013;13:109.

［20］Murray Thomson W, Chalmers JM, John Spencer A, Slade GD, Carter KD. A longitudinal study of medication exposure and xerostomia among older people. Gerodontology. 2006;23:205–13.

［21］Muzyka BC. Oral fungal infections. Dent Clin N Am. 2005;49(1):49–65, viii

［22］Papapanou PN, Sanz M, et al. Periodontitis: consensus report of workgroup 2 of the 2017 world workshop on the classification of periodontal and Peri-implant diseases and conditions. J Periodontol. 2018;89(Suppl 1): S173–82.

［23］Patil S, Rao RS, Majumdar B, Anil S. Clinical appearance of oral Candida infection and therapeutic strategies. Front Microbiol. 2015;6:1391.

［24］Prasal JL, Bilodeau EA. Oral hairy leukoplakia in patients without HIV: presentation of 2 new cases. Oral Surg Oral Med Oral Pathol Oral Radiol. 2014;118(5):e151–60.

［25］Roduit C, Scholtens S, de Jongste JC, Wijga AH, Gerritsen J, Postma DS, Brunekreef B, Hoekstra MO, Aalberse R, Smit HA. Asthma at 8 years of age in children born by caesarean section. Thorax. 2009;64(2):107–13.

［26］Salvatori O, Puri S, Tati S, Edgerton MJ. Innate immunity and saliva in Candida albicans-mediated Oral diseases. Dent Res. 2016;95(4):365–71.

［27］Samaranayake LP. Superficial oral fungal infections. Curr Opin Dent. 1991;1(4):415–22.

［28］Scheen AJ. International classification of various types of monoclonal antibodies. Rev Med Liege. 2009;64(5–6):244–7.

［29］Scully C, Bagan JV. Adverse drug reactions in the orofacial region. Crit Rev Oral Biol Med. 2004;15:221–39.

［30］Slots J. Herpesviral-bacterial synergy in the pathogenesis of human periodontitis. Curr Opin Infect Dis. 2007;20(3):278–83.

［31］Sreebny LM. Saliva in health and disease: an appraisal and update. Int Dent J. 2000;50(3):140–61.

［32］Stojanov IJ, Woo SB. Human papillomavirus and Epstein-Barr virus associated conditions of the oral mucosa. Semin Diagn Pathol. 2015;32(1):3–11.

［33］Terai H, Shimahara M. Atrophic tongue associated with Candida. Oral Pathol Med. 2005;34(7):397–400.

［34］Walker CB. Microbiological effects of mouthrinses containing antimicrobials. J Clin Periodontol. 1988;15(8):499–505.

［35］Wiseman AC. Immunosuppressive Medications. Clin J Am Soc Nephrol. 2016;11(2):332–43.

［36］Wong HM. Oral complications and management strategies for patients undergoing cancer therapy. Sci World J. 2014;2014:581795.

［37］Wu YM, Yan J, Ojcius DM, Chen LL, Gu ZY, Pan JP. Correlation between infections with different genotypes of human cytomegalovirus and Epstein-Barr virus in subgingival samples and periodontal status of patients. J Clin Microbiol. 2007;45(11):3665–70.

第 11 章
药物诱发的面部疾病
Drug-Induced Facial Diseases

Marie Masson　Carle Paul　**著**

解雨飞　**译**

概述

在讨论药物诱发的口腔不良反应时，由药物所导致的口周及面部皮肤病损同样不容忽视。因此，本章根据既往文献报道，重点阐述了使用不同药物时可能诱发的常见面部皮肤疾病。本章所涉及的面部皮肤疾病主要包括以下内容。

- 痤疮样皮疹。
- 玫瑰痤疮及口周皮炎。
- 脂溢性皮炎样皮疹。
- 银屑病。
- 光敏性疾病。
- 亚急性皮肤型红斑狼疮、肿胀性红斑狼疮、慢性皮肤型红斑狼疮。
- 多毛症及睫毛粗长症。
- 唇炎。
- 血管性水肿。
- 急性局限性发疹性脓疱病。

本章末于术语表中列举了可诱发上述皮肤病损的相关药物，药物名称按照药物治疗类别进行排序。

一、痤疮样皮疹

痤疮是一种常见的慢性炎症性皮肤病，以青少年及青年时期高发。药物诱发的痤疮样皮疹与使用某些特定药物相关，各年龄段人群均可患病。

（一）临床表现

本病皮损主要表现为红斑及脓疱，好发于面部、颈部、肩部等部位（图 11-1）。

（二）药物诱发的痤疮样皮疹

据文献报道，诱发痤疮样皮疹的药物主要如下。

- 抗菌药：异烟肼（抗结核药物）（+++）。

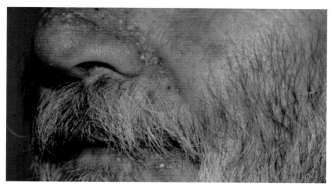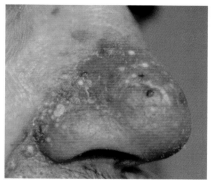

▲ 图 11-1　痤疮样皮疹

- 激素类药：合成代谢类固醇（+++）、睾酮（+++）、雄激素（口服避孕药、注射剂及黄体酮植入物）。
- 免疫抑制药：糖皮质激素（鼻喷、吸入或全身应用）（+++）、环孢素（++）、西罗莫司、来那度胺。
- 抗肿瘤药：表皮生长因子受体抑制药（厄洛替尼、吉夫替尼、西妥昔单抗、贝伐单抗）（+++）、酪氨酸激酶抑制药（索拉非尼、伊马替尼）。
- 精神类药物或抗惊厥药：锂剂（+++）、舍曲林、依他普仑、曲唑酮、氟哌啶醇、阿立哌唑、胺内普汀、苯妥英（++）、卡马西平、丙戊酸钠。
- 维生素类：维生素 B_6、维生素 B_{12}。
- 其他：含卤素药物。

此外，还有少数病例报道中提及硫唑嘌呤、肿瘤坏死因子 α（tumor necrosis factor-alpha，TNF-α）抑制药、奎尼丁、达那唑等药物也可诱发痤疮样皮疹。

（三）疾病管理

对于药物诱发的痤疮样皮疹，应首先停用相关药物，轻者可局部使用过氧化苯甲酰或维 A 酸等外用药物进行治疗，严重者还需口服四环素类药物。

二、玫瑰痤疮及口周皮炎

玫瑰痤疮是一种常见的慢性皮肤病，患病率为 0.5%～10%，女性高发。该病具有遗传易感性，紫外线暴露、高温、饮食习惯等环境因素也可促进该病的发展。

（一）临床表现

本病常累及面部中央部位，主要表现为阵发性皮肤潮红或持久性红斑、毛细血管扩张，可伴发炎性丘疹及脓疱（图 11-2 和图 11-3）。

（二）药物诱发的玫瑰痤疮样皮疹

诱发玫瑰痤疮样皮疹的药物如下。

115

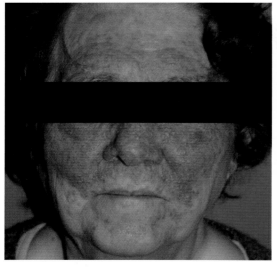

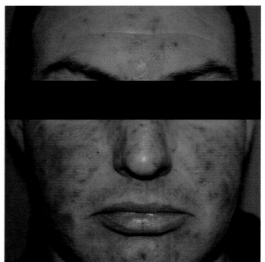

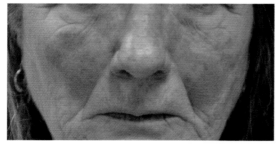

▲ 图 11-2　玫瑰痤疮样皮疹

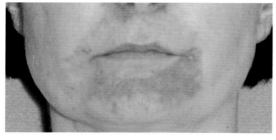

▲ 图 11-3　口周皮炎

- 免疫抑制药：局部免疫调节药（他克莫司、吡美莫司）（+++）、局部、鼻喷或全身性使用糖皮质激素（+++）、依那西普。

- 抗肿瘤药：表皮生长因子受体抑制药（+++）（厄洛替尼、吉夫替尼、西妥昔单抗、拉帕替尼）、氟尿嘧啶、纳武利尤单抗、Ipilimumab。

- 其他：消毒防腐剂，如口腔用品中

的对羟基苯甲酸酯；维生素类，如复合维生素 B（+++）、吡哆醇（+++）。

- 心血管类药：钙通道阻滞药、选择性磷酸二酯酶 5 抑制药。
- 免疫调节药：干扰素 α。
- 抗病毒药：利巴韦林。

还有病例报道使用口腔护理产品后诱发口周皮炎。

- 口腔护理产品：高氟牙膏。

（三）疾病管理

本病治疗可采用玫瑰痤疮的常规治疗方法，如局部外用甲硝唑或伊维菌素等，还可同时口服四环素类药物进行治疗。

三、脂溢性皮炎样皮疹

脂溢性皮炎样皮疹是一种常见于皮脂溢出部位的慢性皮肤病，男性较为高发。其病因尚不明确，可能与马拉色菌定植、激素水平（如雄激素）、皮脂水平及免疫反应相关。某些药物的使用、温度及精神压力等因素也可进一步促进该病的发展。此外，脂溢性皮炎的发生还可与 HIV 感染、耳鼻喉（otology, laryngology, and rhinology, OLR）肿瘤、神经系统疾病（特别是帕金森病）等相关。

（一）临床表现

本病主要表现为红斑或鳞屑样斑块，好发于耳部、眉部、胡须区域、鼻唇沟及头皮等皮脂溢出部位（图 11-4）。

（二）药物诱发的脂溢性皮炎样皮疹

个案报道中所涉及的相关药物如下。

- 抗肿瘤药：表皮生长因子受体抑制药（+++）（达沙替尼、厄洛替尼、吉夫替尼、索拉非尼、舒尼替尼、西妥昔单抗、厄洛替尼）、IL-2、局部或全身使用氟尿嘧啶、达拉非尼、威罗非尼及曲美替尼。
- 心血管类药：甲基多巴。
- 免疫调节药：干扰素 α。
- 抗真菌药：灰黄霉素。

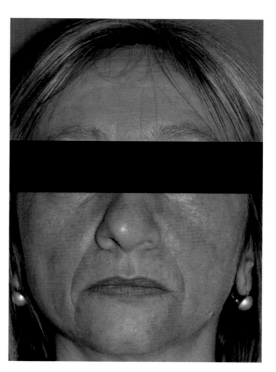

▲ 图 11-4 脂溢性皮炎样皮疹

- 抗菌药：乙硫异烟胺。
- 维生素 A 衍生物：异维 A 酸。
- H$_2$ 受体阻断药：西咪替丁。
- 神经精神类药物：氟哌啶醇、锂剂、氯丙嗪、丁螺环酮、吩噻嗪、噻吩。
- 其他：金剂、甲氧沙林、补骨脂素。

（三）疾病管理

头皮及面部病损一般可局部使用 2% 酮康唑洗发水进行治疗，每周使用 2 次，还可局部使用环吡酮等抗真菌软膏，治疗效果良好。

四、银屑病

银屑病是一种常见的慢性炎症性皮肤病，患病率为 1%～3%。部分银屑病可由药物诱发或加重，并可发生于无银屑病病史的患者中。

（一）临床表现

本病的主要病损特点为对称分布，边界清晰的鳞屑样斑块（图 11-5）。

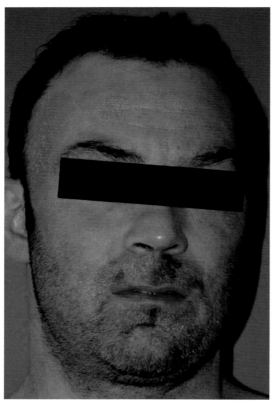
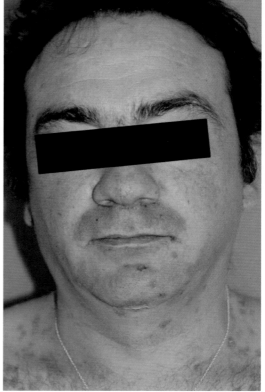

▲ 图 11-5　银屑病

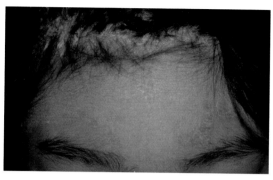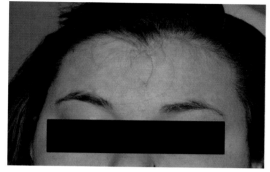

▲ 图 11-5（续）　银屑病

（二）药物诱发的银屑病

最常报道的药物主要如下。

● 心血管类药：β 肾上腺素受体阻断药（+++）。

● 精神类药物：锂剂（+++）。

● 抗疟药：羟氯喹、氯喹（+++）。

● 非甾体抗炎药（+++）：吲哚美辛、保泰松、布洛芬、甲氯芬酸、萘普生。

个案报道中涉及的药物如下。

● 心血管类药：血管紧张素转换酶抑制药（++）（卡托普利、依那普利、雷米普利）、氯噻酮、地高辛、可乐定、胺碘酮、奎尼丁、钙通道阻滞药。

● 降脂药：吉非罗齐（+++）。

● 抗菌药：四环素类（+++）、大环内酯类、青霉素及青霉素衍生物、复方新诺明。

● H_2 受体阻断药：西咪替丁。

● 激素类药：睾酮 / 雌激素。

● 免疫调节药：干扰素（++）、咪喹莫特。

● 抗真菌药：特比萘芬（+++）。

● 抗惊厥药：左乙拉西坦、丙戊酸钠、乙酰唑胺、卡马西平。

● 神经精神类药物：氟西汀、文拉法辛、苯二氮䓬类药物、抗精神病药（奥氮平）。

● 免疫抑制药：TNF-α 抑制药（英夫利昔单抗、阿达木单抗、依那西普）（++）、糖皮质激素、环孢素（-）。

● 口服降糖药：二甲双胍、格列本脲。

● 抗肿瘤药：聚乙二醇化脂质体多柔比星、丝裂霉素、纳武利尤单抗、利妥昔单抗、索拉非尼、伊马替尼。

● 其他：艾考糊精、A 型肉毒杆菌毒素、重组粒细胞 - 巨噬细胞集落刺激因子。

（三）疾病管理

治疗药物诱发的银屑病时，需要先权衡诱发药物使用的利弊后再决定是否停用。对于某些患者而言，维持当前用

119

药，同时进行银屑病的常规治疗是最合适的选择。

五、光敏性疾病、光毒性反应、光变应性反应

药物诱发的光敏性疾病是指同时暴露于某些化学药物与日光照射后所诱发的皮肤病损，皮损多发生于日光暴露部位。

（一）临床表现

日光暴露部位可出现红斑，伴有瘙痒、烧灼感或疼痛，而上睑、下颌下三角区、耳后区域一般不被累及（图 11-6）。

（二）药物诱发的光敏性疾病

诱发光变应性反应或光毒性反应的局部用药如下。

- 非甾体抗炎药：苄胺、吡罗昔康、双氯芬酸、酮洛芬。
- 其他：阿昔洛韦、地布卡因、氢化可的松、非诺贝特、卤代水杨酰苯胺、氯丙嗪、煤焦油、过氧化苯甲酰、苯佐卡因、红霉素。

诱发光变应性反应或光毒性反应的全身用药如下。

- 抗菌药：四环素类、氟喹诺酮类、

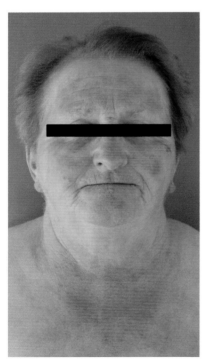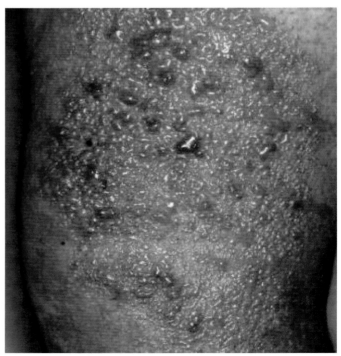

▲ 图 11-6　药物诱发的光敏性疾病

三代头孢菌素类、抗结核药物（异烟肼、吡嗪酰胺）、磺胺类衍生物。

- 抗疟药：奎宁。
- 抗真菌药：伏立康唑、伊曲康唑、酮康唑、灰黄霉素、氟康唑。
- 抗病毒药：依法韦仑。
- 非甾体抗炎药。
- 心血管类药：利尿药，如氢氯噻嗪、吲达帕胺、呋塞米、氨苯蝶啶；血管紧张素转换酶抑制药，如卡托普利、雷米普利、依那普利、缬沙坦、喹那普利；钙通道阻滞药，如氨氯地平、硝苯地平、地尔硫䓬；其他，如替利索洛尔、利美尼定、甲基多巴；抗心律失常药物，如胺碘酮。
- 降脂药：辛伐他汀、阿托伐他汀、普伐他汀、非诺贝特。
- 神经精神类药物：氯丙嗪、硫利达嗪、氟奋乃静、三氟拉嗪、奋乃静、哌嗪类、奥氮平、氯氮平、普罗替林、阿米替林、丙米嗪、地昔帕明、氯米帕明、依他普仑、西酞普兰、帕罗西汀、氟伏沙明、氟西汀、舍曲林、文拉法辛、苯乙肼、阿普唑仑、氯氮草。
- 抗肿瘤药：凡德他尼（Vandetanib）、伊马替尼、氟尿嘧啶、卡培他滨、紫杉醇、羟基脲、达卡巴嗪、长春碱、表柔比星、威罗非尼。

（三）疾病管理

防晒是本病治疗的基础，专业护理人员的宣教可以促进患者实施科学的防晒措施。推荐患者合理防晒，穿着防紫外线衣物，并使用高日光保护系数（sun protection factor，SPF）的遮光剂等进行防护，也是本病防治的关键。

六、亚急性皮肤型红斑狼疮、慢性皮肤型红斑狼疮、肿胀性红斑狼疮

药物诱发性红斑狼疮是一种与药物暴露相关的狼疮样综合征，用药时间可从 1 个月至长达 10 年以上，停药后皮损可消退。

（一）临床表现（图 11-7）

亚急性皮肤型红斑狼疮（subacute cutaneous lupus erythematosus，SCLE）常表现为光敏性、对称性的环形红斑或丘疹鳞屑性皮损，好发于日光暴露部位，愈后不留瘢痕。

慢性皮肤型红斑狼疮（chronic cutaneous lupus erythematosus，CCLE）常表现为扁平或微隆起的红斑或斑块样皮损，表面可附有鳞屑或结痂，皮损中央可出现萎缩、色素减退等表现。

肿胀性红斑狼疮（lupus erythematosus tumidus，LET）常表现为单发或多发性红

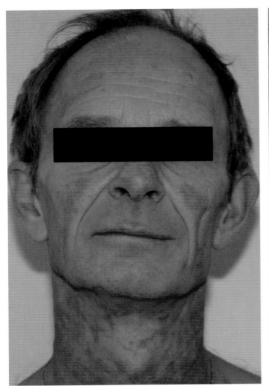
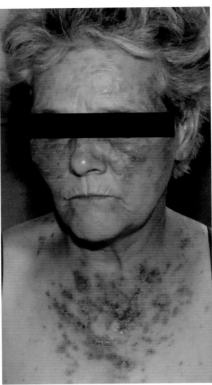
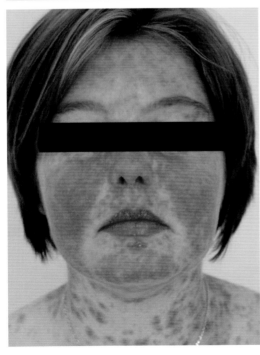

▲ 图 11-7　药物诱发的红斑狼疮

斑，紫红色硬结或荨麻疹样斑块，表面光滑无鳞屑。

（二）药物诱发的皮肤红斑狼疮

最常诱发 SCLE 的药物主要包括质子泵抑制药（proton pump inhibitor, PPI）、噻嗪类利尿药、血管紧张素转换酶抑制药、钙通道阻滞药、抗肿瘤药物及抗真菌药。

下述列举了与药物诱导性 SCLE 相关的全部药物。

- 质子泵抑制药：兰索拉唑、泮托拉唑、奥美拉唑（+++）。
- 心血管类药。
  - 阿司匹林、噻氯匹定。
  - 噻嗪类药物（+++）：氢氯噻嗪、氯噻嗪。
  - 氨苯蝶啶（+/-）。
  - 血管紧张素转换酶抑制药（+++）：卡托普利、西拉普利、依那普利、赖诺普利。
  - β 肾上腺素受体阻断药。
  - 钙通道阻滞药（+++）：地尔硫䓬、硝苯地平、尼群地平、维拉帕米、桂利嗪。
  - 内酯类药物。
- 降脂药：他汀类药物：普伐他汀、辛伐他汀（+++）。
- 抗真菌药：特比萘芬（+++）、灰黄霉素。
- 免疫抑制药：TNF-α 拮抗药（依那西普、英夫利昔单抗、阿达木单抗）、依法珠单抗、甲氨蝶呤、来福米特。
- 免疫调节药：干扰素 α、干扰素 β。
- 抗肿瘤药（+++）：多柔比星、氟尿嘧啶、他莫昔芬、多西他赛、紫杉醇、秋水仙碱、亮丙瑞林。
- 抗惊厥药：苯妥英钠、卡马西平（+++）。
- 非甾体抗炎药：萘普生、吡罗昔康、塞来昔布。
- 神经精神类药物：硫乙拉嗪、苯二氮䓬类药物（+++）。
- H_2 受体阻断药：雷尼替丁（抗 H_2 受体）。
- 激素类药：甲状腺疾病治疗药物。
- 其他：噻托溴铵、安非他酮。

在诱发 CCLE 的药物中，最常报道的药物包括氟尿嘧啶类及非甾体抗炎药。此外，还有少数病例报道了泮托拉唑及抗 TNF-α 药物导致的 CCLE。

在 LET 的个案报道中，有患者因使用了 TNF-α 抑制药（英夫利昔单抗和阿达木单抗）、乌司奴单抗、血管紧张素转换酶抑制药、治疗多发性骨髓瘤的蛋白酶体抑制药硼替佐米等药物，从而导致了 LET 的发生。

七、多毛症

多毛症是指发生于身体无毛发或少毛发部位的体毛过度增长性疾病,特别于颜部、胸部、面部或体表等区域多发,男女均可患病。本病的发病机制主要与高雄激素血症相关,其雄激素可来源于卵巢或肾上腺分泌。本病可伴发于某些罕见的代谢综合征,也可由药物诱发,亦可为特发性疾病。

(一)临床表现

通常见于面部、胸部、背部等男性体毛生长部位过度生长的深色毛发(图 11-8)。

(二)药物诱发的多毛症

下述药物的使用可导致多毛症 / 毛发过度生长的发生。

- 心血管类药:甲基多巴(阿尔多美)。

- 神经精神类药物:吩噻嗪、苯妥英、甲氧氯普胺、利血平(赛帕西)。
- 免疫抑制药:环孢素、糖皮质激素。
- 激素类药:达那唑(丹诺克林)、合成代谢类固醇、孕激素、睾酮,含有左炔诺孕酮、炔诺酮、炔诺孕酮的口服避孕药(oral contraceptives,OC)可诱发较强的雄激素活性,而含有双醋炔诺醇、诺孕酯及脱氧炔诺酮的药物可诱发较弱的雄激素活性,如诺普兰特等。

导致高催乳素血症的药物也可诱发多毛症。

(三)药物诱发的睫毛粗长症

诱发多毛症/毛发过度生长的药物如下。
- 抗肿瘤药:表皮生长因子受体抑制药(厄洛替尼、西妥昔单抗)、吉夫替尼。
- 前列腺素类似物:比马前列素、拉

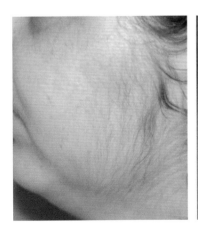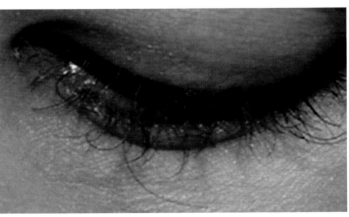

▲ 图 11-8　多毛症

坦前列素。

● 免疫抑制药：外用糖皮质激素、环孢素。

● 免疫调节药：干扰素。

● 其他：米诺地尔、碘剂。

（四）疾病管理

应尽可能停用可疑药物。若无法停用相关药物，可采用激光脱毛或电解术等进行治疗。

八、唇炎

唇炎是指发生于唇部的急慢性炎性疾病的总称，可累及上下唇唇红和（或）口周皮肤。

（一）临床表现

病损常表现为口唇部位的红斑、鳞屑或糜烂，可同时累及口周皮肤（口唇周围的皮肤）、唇红缘及唇内侧黏膜（图 11-9）。

（二）药物诱发的唇炎

下述药物的使用常可导致唇炎的发生。

● 维生素 A 衍生物：异维 A 酸或阿维 A 酸（+++）。

● 抗逆转录病毒药物：茚地那韦（+++）。

● 抗肿瘤药：酪氨酸激酶抑制药类靶向药物（如索拉非尼），此类唇炎的发生

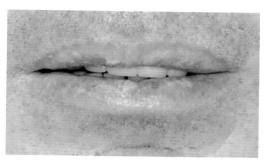
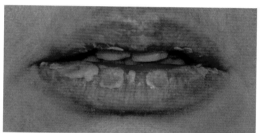
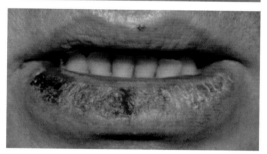

▲ 图 11-9 唇炎

还常伴有手足部位的皮肤病损。

● 其他：甲基苯丙胺和海洛因使用者可出现干燥性唇炎。致幻剂可诱发口干症，增加患者患口角炎的易感性。

九、血管性水肿

血管性水肿可由多种药物诱发，其发病机制主要可分为两类，一类为组胺介导型，此类病损可通过口服糖皮质激素或抗组胺药进行治疗，是本病最常见的类型；

另一类为缓激肽介导型，此类病损较为少见，使用抗组胺药或口服糖皮质激素治疗无效，最易诱发此类病损的药物为血管紧张素转换酶抑制药。

（一）临床表现

本病常表现为面部、唇部及舌部的组织肿胀，可伴或不伴荨麻疹样损害（图 11-10）。

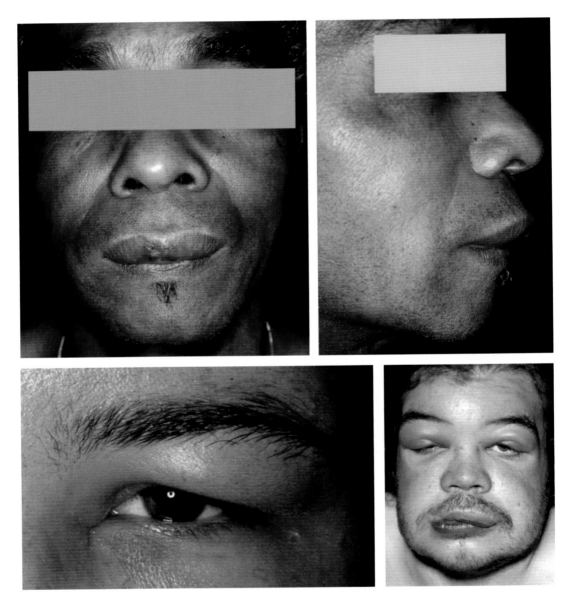

▲ 图 11-10　血管性水肿

（二）药物诱发的非变应性及孤立性血管性水肿（缓激肽介导的血管性水肿）

缓激肽介导的血管性水肿可不伴有瘙痒症状或荨麻疹样损害。

（三）血管性水肿的相关诱发药物

● 心血管类药：血管紧张素转换酶抑制药（卡托普利、依那普利、赖诺普利）（+++）、血管紧张素Ⅱ受体阻断药（坎地沙坦、缬沙坦、氯沙坦、奥美沙坦）、肾素抑制药（阿利吉仑）。

血管性水肿见于上述药物单独使用或与下列药物连用。

－ 降糖药：格列汀（西格列汀）、DDP-IV 抑制药（维格列汀）。
－ 抗肿瘤药：mTOR 抑制药（依维莫司、西罗莫司）。
－ 精神类药物：利培酮。
－ 其他：血管肽酶抑制药（奥帕曲拉）、消旋卡多曲。

● 降脂药：他汀类药物，如洛伐他汀。
● 激素类药：雄激素（口服避孕药、注射剂和黄体酮植入剂）、抗雌激素类药物（他莫昔芬、雷洛昔芬）。
● 纤维蛋白溶解剂：纤溶酶原激活物、链激酶。

此外，下述药物因其药理作用与肥大细胞及嗜碱性粒细胞直接释放组胺相关，可直接诱发组胺介导的血管性水肿，并伴有荨麻疹样损害。

● 非甾体抗炎药（+++）：阿司匹林（双氯芬酸、布洛芬）可通过改变花生四烯酸的代谢诱发组胺介导的血管性水肿。
● 抗生素：β-内酰胺类药、万古霉素。
● 抗真菌药：卡泊芬净。
● 其他：阿片类药物或可待因（可导致肥大细胞脱颗粒）、对比剂等（需与碘化物中毒性腮腺炎进行鉴别）。

（四）疾病管理

药物诱发缓激肽介导的血管性水肿的首要措施是停用相关药物，抗组胺药及糖皮质激素治疗无效。对于组胺介导的血管性水肿，则可使用抗组胺药及糖皮质激素进行治疗。

十、急性局限性发疹性脓疱病

急性局限性发疹性脓疱病 (acute localized exanthematous pustulosis, ALEP) 是急性泛发性发疹样脓疱病 (acute gene-ralized exanthematous pustulosis, AGEP) 的一种罕见和局限类型，又称为中毒性脓疱性皮病（或脓疱性药疹）。AGEP 及 ALEP 是一种严重的皮肤超敏反应，主要可由全身用药引起，少数还可由病毒感染、昆虫叮咬、植物成分接触、空气传播过敏原等因素诱发。

127

（一）临床表现

ALEP 的病损特征为红斑及水肿基础上迅速发生的多发性、非滤泡性、针头大小的无菌性脓疱，常局限于面部、颈部或胸部等处，发疹时通常伴有发热及中性粒细胞升高。皮疹可于用药后数小时迅速出现，并于数日内自行消退（图 11-11）。

（二）急性局限性发疹性脓疱病的诱发药物

- 抗菌药：青霉素（+++）（阿莫西林 ± 克拉维酸、哌拉西林 - 他唑巴坦、头孢哌酮 ± 磺胺巴坦钠）、大环内酯类、头孢菌素（头孢布烯）、左氧氟沙星、甲氧苄啶 - 磺胺甲噁唑、克林霉素、万古霉素。

- 抗真菌药：甲硝唑。

- 非甾体抗炎药（+++）：布洛芬、呋比洛芬、双氯芬酸。

- 抗肿瘤药：多西他赛、索拉非尼。

- 抗惊厥药：拉莫三嗪。

- 其他：对乙酰氨基酚。

- 激素类药：非那雄胺。

- 抗栓药：贝米肝素。

- 免疫抑制药：英夫利昔单抗。

（三）疾病管理

本病一般无须治疗，皮肤病损可于数日内自行消退。

十一、相关术语

相关术语如表 11-1 所示。

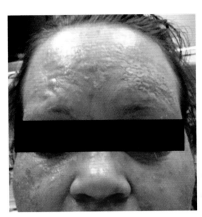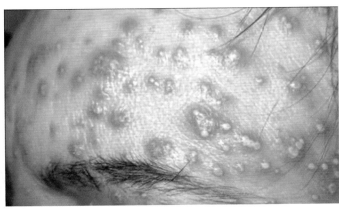

▲ 图 11-11　急性局限性发疹性脓疱病

表 11-1 相关术语	
药物名称	**发生于口颌面部的不良反应类型**
抗肿瘤药	缓激肽介导的血管性水肿、痤疮样皮疹、SD、Pso、红斑狼疮、多毛症、唇炎、ALEP
氟尿嘧啶	光敏性疾病、SD、SCLE、CCLE、玫瑰痤疮
多柔比星	SCLE
贝伐单抗	痤疮样皮疹
硼替佐米（蛋白酶体抑制药）	LET
卡培他滨	光敏性疾病
西妥昔单抗	多毛症、SD、玫瑰痤疮、痤疮样皮疹
秋水仙碱	SCLE
达拉非尼	SD
达卡巴嗪	光敏性疾病
达沙替尼	SD
多西他赛	SCLE、ALEP
表皮生长因子抑制药	痤疮样皮疹、玫瑰痤疮、SD
表柔比星	光敏性疾病
厄洛替尼	多毛症、玫瑰痤疮、痤疮样皮疹、SD
吉非替尼	多毛症、SD、痤疮样皮疹
羟基脲	光敏性疾病
伊马替尼	光敏性疾病、Pso、痤疮样皮疹
IL-2	SD
伊匹木单抗	玫瑰痤疮
拉帕替尼	玫瑰痤疮
亮丙瑞林	SCLE
丝裂霉素	Pso
纳武利尤单抗	Pso、玫瑰痤疮
紫杉醇	光敏性疾病、SCLE
多柔比星脂质体	Pso

（续　表）

药物名称	发生于口颌面部的不良反应类型
雷洛昔芬	缓激肽介导的血管性水肿
利妥昔单抗	Pso
索拉非尼	Pso、SD、唇炎、痤疮样皮疹、ALEP
舒尼替尼	SD
酪氨酸激酶抑制药	痤疮样皮疹
他莫昔芬	缓激肽介导的血管性水肿、SCLE
局部使用氟尿嘧啶	SD
曲美替尼	SD
长春碱	光敏性疾病
凡德他尼	光敏性疾病
维莫非尼	SD、光敏性疾病
抗惊厥药	Pso、SCLE、血管性水肿、SD、多毛症、ALEP
乙酰唑胺	Pso
卡马西平	Pso、SCLE、痤疮样皮疹
拉莫三嗪	ALEP
左乙拉西坦	Pso
吩噻嗪类	SD、多毛症
苯妥英钠	多毛症、痤疮样皮疹、SCLE
丙戊酸钠	Pso、痤疮样皮疹
降糖药	缓激肽介导的血管性水肿、Pso
二肽基肽酶（DPP-Ⅳ）抑制药	缓激肽介导的血管性水肿
格列本脲	Pso
格列汀类	缓激肽介导的血管性水肿
二甲双胍	Pso
西格列汀	缓激肽介导的血管性水肿
维格列汀	缓激肽介导的血管性水肿

（续　表）

药物名称	发生于口颌面部的不良反应类型
抗真菌药	组胺介导的血管性水肿、光敏性疾病、SD、SCLE、Pso、ALEP
卡泊芬净	组胺介导的血管性水肿
氟康唑	光敏性疾病
灰黄霉素	SD、光敏性疾病、SCLE
伊曲康唑	光敏性疾病
酮康唑	光敏性疾病
甲硝唑	ALEP
特比萘芬	SCLE、Pso
伏立康唑	光敏性疾病
抗疟药	Pso、光敏性疾病
氯喹	Pso
羟氯喹	Pso
奎宁	光敏性疾病
抗生素	Pso、光敏性疾病、组胺介导的血管性水肿、痤疮样皮疹、ALEP
三代头孢菌素类	光敏性疾病
抗结核药物	光敏性疾病
阿莫西林 ± 克拉维酸	ALEP
β- 内酰胺类	组胺介导的血管性水肿、ALEP
头孢菌素	ALEP
头孢哌酮 ± 磺胺巴坦钠	ALEP
复方新诺明	SD
克林霉素	ALEP
乙硫异烟胺	SD
氟喹诺酮类	光敏性疾病、ALEP
羟氯喹	Pso
异烟肼	痤疮样皮疹、光敏性疾病
左氧氟沙星	ALEP

（续　表）

药物名称	发生于口颌面部的不良反应类型
大环内酯类	Pso、ALEP
青霉素衍生物	Pso、ALEP
哌拉西林 - 他唑巴坦	ALEP
吡嗪酰胺	光敏性疾病
磺胺类衍生物	光敏性疾病
四环素类	光敏性疾病、Pso
甲氧苄啶磺胺甲噁唑	ALEP
万古霉素	组胺介导的血管性水肿、ALEP
神经精神类药物	光敏性疾病、痤疮样皮疹、Pso、SCLE、SD、多毛症
阿普唑仑	光敏性疾病
安咪奈丁	痤疮样皮疹
阿米替林	光敏性疾病
阿立哌唑	痤疮样皮疹
苯二氮䓬类	Pso、SCLE
丁螺环酮	SD
西酞普兰	光敏性疾病
氯氮平	光敏性疾病
氯米帕明	光敏性疾病
氯氮䓬	光敏性疾病
氯丙嗪	SD、光敏性疾病
地西帕明	光敏性疾病
依他普仑	光敏性疾病、痤疮样皮疹
氟西汀	光敏性疾病、Pso
氟奋乃静	光敏性疾病
氟伏沙明	光敏性疾病
氟哌啶醇	SD、痤疮样皮疹
丙米嗪	光敏性疾病

（续　表）

药物名称	发生于口颌面部的不良反应类型
锂剂	痤疮样皮疹、SD、Pso
甲氧氯普胺	多毛症
奥氮平	Pso、光敏性疾病
帕罗西汀	光敏性疾病
哌嗪类	光敏性疾病
奋乃静	光敏性疾病
苯乙肼	光敏性疾病
普罗替林	光敏性疾病
利血平	多毛症
利培酮	缓激肽介导的血管性水肿
舍曲林	光敏性疾病、痤疮样皮疹
硫乙拉嗪	SCLE
硫利达嗪	光敏性疾病
替沃噻吨	SD
曲唑酮	痤疮样皮疹
三氟拉嗪	光敏性疾病
文拉法辛	Pso、光敏性疾病
抗栓药/纤溶药	血管性水肿、SCLE、ALEP
阿司匹林	组胺介导的血管性水肿
比米肝素	ALEP
纤溶药物	缓激肽介导的血管性水肿
纤溶酶原激活物	缓激肽介导的血管性水肿
链激酶	缓激肽介导的血管性水肿
噻氯匹定	SCLE
抗病毒药	光敏性疾病、唇炎、玫瑰痤疮
阿昔洛韦（局部应用）	光敏性疾病
依法韦仑	光敏性疾病

（续　表）

药物名称	发生于口颌面部的不良反应类型
茚地那韦	唇炎
利巴韦林	玫瑰痤疮
心血管类药	SCLE、Pso、LET、玫瑰痤疮、光敏性疾病、缓激肽介导的血管性水肿、痤疮样皮疹、多毛症
醛固酮	SCLE
胺碘酮	Pso、光敏性疾病
氨氯地平	光敏性疾病
血管紧张素转换酶抑制药	SCLE、Pso、LET、光敏性疾病
肾素抑制药	缓激肽介导的血管性水肿
β 肾上腺素受体阻断药	Pso、SCLE
钙通道阻滞药	Pso、玫瑰痤疮、光敏性疾病、SCLE
坎地沙坦	缓激肽介导的血管性水肿
卡托普利	缓激肽介导的血管性水肿、Pso、光敏性疾病、SCLE
氯噻酮	Pso
氯噻嗪类	SCLE
西拉普利	SCLE
桂利嗪	SCLE
可乐定	Pso
地高辛	Pso
地尔硫䓬	光敏性疾病、SCLE
依那普利	Pso、SCLE、缓激肽介导的血管性水肿、光敏性疾病
纤溶药物	缓激肽介导的血管性水肿
呋塞米	光敏性疾病
氢氯噻嗪 ± 氨苯蝶啶	SCLE、光敏性疾病
吲达帕胺	光敏性疾病
赖诺普利	SCLE、缓激肽介导的血管性水肿
氯沙坦	缓激肽介导的血管性水肿

（续　表）

药物名称	发生于口颌面部的不良反应类型
甲基多巴	SD、光敏性疾病、多毛症
硝苯地平	光敏性疾病、SCLE
尼群地平	SCLE
奥美沙坦	缓激肽介导的血管性水肿
奥马曲拉	缓激肽介导的血管性水肿
纤溶酶原激活物	缓激肽介导的血管性水肿
喹那普利	光敏性疾病
奎尼丁	痤疮样皮疹、Pso、光敏性疾病
利血平	多毛症
雷米普利	Pso、光敏性疾病
利美尼定	光敏性疾病
选择性磷酸二酯酶 5 抑制药	玫瑰痤疮
链激酶	缓激肽介导的血管性水肿
替利索洛尔	光敏性疾病
噻嗪类利尿药	光敏性疾病、SCLE
噻氯匹定	SCLE
氨苯蝶啶	光敏性疾病
缬沙坦	光敏性疾病、缓激肽介导的血管性水肿
血管肽酶抑制药	缓激肽介导的血管性水肿
维拉帕米	SCLE
H₂ 受体阻断药	SD、Pso、SCLE
西咪替丁	SD、Pso
雷尼替丁	SCLE
激素类药	痤疮样皮疹、多毛症、SCLE、SD、Pso、ALEP
合成代谢类固醇	痤疮样皮疹、多毛症
雄激素类	痤疮样皮疹、SD、缓激肽介导的血管性水肿
达那唑	痤疮样皮疹、多毛症

（续 表）

药物名称	发生于口颌面部的不良反应类型
非那雄胺	ALEP
亮丙瑞林	SCLE
左炔诺孕酮	多毛症
炔诺酮	多毛症
炔诺孕酮	多毛症
黄体酮	痤疮样皮疹、缓激肽介导的血管性水肿
孕激素	多毛症
雷洛昔芬	缓激肽介导的血管性水肿
他莫昔芬	SCLE、缓激肽介导的血管性水肿
睾酮	痤疮样皮疹、Pso、多毛症
甲状腺疾病治疗药物	SCLE
免疫调节药	Pso、玫瑰痤疮、SD、SCLE、多毛症
咪喹莫特	Pso
干扰素 α	玫瑰痤疮、SD、Pso、SCLE、多毛症
干扰素 β	Pso、SCLE、多毛症
免疫抑制药	痤疮样皮疹、Pso、CCLE、LET、SCLE、玫瑰痤疮、多毛症、缓激肽介导的血管性水肿、ALEP
阿达木单抗	Pso、SCLE、LET
硫唑嘌呤	痤疮样皮疹
糖皮质激素	痤疮样皮疹、玫瑰痤疮、Pso、多毛症
环孢素	Pso、痤疮样皮疹、多毛症
依法珠单抗	SCLE
依那西普	玫瑰痤疮、Pso、SCLE
依维莫司	缓激肽介导的血管性水肿
英夫利昔单抗	LET、Pso、SCLE、ALEP
来那度胺	痤疮样皮疹
来福米特	SCLE

（续　表）

药物名称	发生于口颌面部的不良反应类型
甲氨蝶呤	SCLE
mTOR 抑制药	缓激肽介导的血管性水肿、痤疮样皮疹
吡美莫司	玫瑰痤疮
西罗莫司	痤疮样皮疹、缓激肽介导的血管性水肿
他克莫司	玫瑰痤疮
肿瘤坏死因子 α 抑制药	痤疮样皮疹、Pso、CCLE、LET、SCLE
降脂药	缓激肽介导的血管性水肿、SCLE、光敏性疾病、Pso
阿托伐他汀	光敏性疾病
非诺贝特	光敏性疾病、Pso
吉非罗齐	Pso
洛伐他汀	缓激肽介导的血管性水肿
普伐他汀	光敏性疾病、SCLE
辛伐他汀	光敏性疾病
他汀类药物	光敏性疾病
非甾体抗炎药	组胺介导的血管性水肿、Pso、SCLE、CCLE、光敏性疾病、ALEP
阿司匹林	SCLE、组胺介导的血管性水肿
塞来昔布	SCLE
苄达明（局部应用）	光敏性疾病
双氯芬酸	光敏性疾病、组胺介导的血管性水肿、ALEP
氟比洛芬	ALEP
布洛芬	Pso、ALEP、组胺介导的血管性水肿
吲哚美辛	Pso
酮洛芬（局部应用）	光敏性疾病
甲氯芬酸钠	Pso
萘普生	SCLE、Pso
吡罗昔康	光敏性疾病、SCLE
保泰松	Pso

（续　表）

药物名称	发生于口颌面部的不良反应类型
其他药物	一
A 型肉毒杆菌毒素	Pso
安非他酮	SCLE
可待因	组胺介导的血管性水肿
含氟牙膏	POD
金制剂	SD
含卤素药物	光敏性疾病、痤疮样皮疹
海洛因	唇炎
艾考糊精	Pso
碘剂	多毛症
甲基苯丙胺	唇炎
甲氧沙林	SD
米诺地尔	多毛症
阿片类药物	组胺介导的血管性水肿
对羟基苯甲酸酯（口服用药）	玫瑰痤疮
对乙酰氨基酚	ALEP
补骨脂素	SD
吡哆醇	玫瑰痤疮、痤疮样皮疹
消旋卡多曲	缓激肽介导的血管性水肿
放射对比剂	组胺介导的血管性水肿
重组粒细胞 - 巨噬细胞集落刺激因子	Pso
噻托溴铵	SCLE
复合维生素 B	玫瑰痤疮、痤疮样皮疹
前列腺素类似物	睫毛粗长症
比马前列素	睫毛粗长症
拉坦前列素	睫毛粗长症

（续　表）

药物名称		发生于口颌面部的不良反应类型
质子泵抑制药	SCLE	
兰索拉唑	SCLE	
奥美拉唑	SCLE	
泮托拉唑	CCLE	
维生素 A 衍生物	唇炎	
异维 A 酸	SD	

ALEP. 急性局限性发疹性脓疱病；CCLE. 慢性皮肤型红斑狼疮；LET. 肿胀性红斑狼疮；POD. 口周皮炎；Pso. 银屑病；
SCLE. 亚急性皮肤型红斑狼疮；SD. 脂溢性皮炎

参考文献

[1] Arrizabalaga M, Casanueva T, Benítez J, Escribano G, Gallardo C. Massive secondary psoriasiform dermatitis secondary to intravesical administration of mitomycin C. Arch Esp Urol. 1989;42(7):670–2.

[2] Barzilai A, David M, Trau H, Hodak E. Seborrheic dermatitis-like eruption in patients taking isotretinoin therapy for acne: retrospective study of five patients. Am J Clin Dermatol. 2008; 9(4):255–61.

[3] Benomar S, Boutayeb S, Afifi Y, Hamada S, Bouhllab J, Hassam B, et al. Hand-foot syndrome and seborrheic dermatitis-like eruption induced by erlotinib. Dermatol Online J. 2009;15(11):2.

[4] Berk T, Scheinfeld N. Seborrheic dermatitis. Pharm Ther. 2010;35(6):348–52.

[5] Bettoli V, Mantovani L, Boccia S, Virgili A. Rosacea fulminans related to pegylated interferon alpha-2b and ribavirin therapy. Acta Derm Venereol. 2006;86(3):258–9.

[6] Binder RL, Jonelis FJ. Seborrheic dermatitis: a newly reported side effect of neuroleptics. J Clin Psychiatry. 1984;45(3):125–6.

[7] Bousquet E, Zarbo A, Tournier E, Chevreau C, Mazieres J, Lacouture ME, et al. Development of Papulopustular rosacea during Nivolumab therapy for metastatic cancer. Acta Derm Venereol. 2017; 97(4):539–40.

[8] Bowden JB, Rapini RP. Psoriasiform eruption from intramuscular botulinum A toxin. Cutis. 1992;50(6):415–6.

[9] Brenner S, Cabili S, Wolf R. Widespread erythematous scaly plaques in an adult. Psoriasiform eruption induced by quinidine. Arch Dermatol. 1993;129(10):1331–2, 1334-5.

[10] Brenner S, Golan H, Lerman Y. Psoriasiform eruption and anticonvulsant drugs. Acta Derm Venereol. 2000;80(5):382.

[11] Brodell EE, Smith E, Brodell RT. Exacerbation of seborrheic dermatitis by topical fluorouracil. Arch Dermatol. 2011;147(2):245–6.

[12] Chen H-M. Patients' experiences and perceptions of chemotherapy-induced oral mucositis in a day unit. Cancer Nurs. 2008;31(5):363–9.

[13] Chepure AH, Ungratwar AK. Olanzapine-induced psoriasis. Indian J Psychol Med. 2017;39(6):811–2.

[14] Cho SG, Park YM, Moon H, Kim KM, Bae SS, Kim GB, et al. Psoriasiform eruption triggered

by recombinant granulocyte-macrophage colony stimulating factor (rGM-CSF) and exacerbated by granulocyte colony stimulating factor (rG-CSF) in a patient with breast cancer. J Korean Med Sci. 1998;13(6):685–8.

[15] Cohen AD, Bonneh DY, Reuveni H, Vardy DA, Naggan L, Halevy S. Drug exposure and psoriasis vulgaris: case-control and case-crossover studies. Acta Derm Venereol. 2005;85(4):299–303.

[16] Cuétara MS, Aguilar A, Martin L, Aspiroz C, del Palacio A. Erlotinib associated with rosacea-like folliculitis and Malassezia sympodialis. Br J Dermatol. 2006;155(2):477–9.

[17] Dalle S, Becuwe C, Balme B, Thomas L. Venlafaxine-associated psoriasiform palmoplantar keratoderma and subungual hyperkeratosis. Br J Dermatol. 2006;154(5):999–1000.

[18] David M, Livni E, Stern E, Feuerman EJ, Grinblatt J. Psoriasiform eruption induced by digoxin: confirmed by re-exposure. J Am Acad Dermatol. 1981;5(6):702–3.

[19] Dika E, Ravaioli GM, Fanti PA, Piraccini BM, Lambertini M, Chessa MA, et al. Cutaneous adverse effects during ipilimumab treatment for metastatic melanoma: a prospective study. Eur J Dermatol. 2017;27(3):266–70.

[20] Fry L, Baker BS. Triggering psoriasis: the role of infections and medications. Clin Dermatol. 2007; 25(6):606–15.

[21] Gencler OS, Gencler B, Altunel CT, Arslan N. Levetiracetam induced psoriasiform drug eruption: a rare case report. Saudi Pharm J SPJ Off Publ Saudi Pharm Soc. 2015;23(6):720–2.

[22] Gerber PA, Kukova G, Buhren BA, Homey B. Density of Demodex folliculorum in patients receiving epidermal growth factor receptor inhibitors. Dermatology. 2011;222(2):144–7.

[23] Giard C, Nicolie B, Drouet M, Lefebvre-Lacoeuille C, Le Sellin J, Bonneau J-C, et al. Angio-oedema induced by oestrogen contraceptives

is mediated by bradykinin and is frequently associated with urticaria. Dermatology. 2012;225 (1):62–9.

[24] Goh CL. Psoriasiform drug eruption due to glibenclamide. Australas J Dermatol. 1987;28(1):30–2.

[25] Gómez Torrijos E, Cortina de la Calle MP, Méndez Díaz Y, Moreno Lozano L, Extremera Ortega A, Galindo Bonilla PA, et al. Acute Localized Exanthematous Pustulosis Due to Bemiparin. J Investig Allergol Clin Immunol. 2017;27(5):328–9.

[26] Graves JE, Jones BF, Lind AC, Heffernan MP. Nonscarring inflammatory alopecia associated with the epidermal growth factor receptor inhibitor gefitinib. J Am Acad Dermatol. 2006;55(2): 349–53.

[27] Haddock ES, Cohen PR. 5-Fluorouracil-induced exacerbation of rosacea. Dermatol Online J. 2016; 22(11).

[28] Henningsen E, Bygum A. Budesonide-induced periorificial dermatitis presenting as chalazion and blepharitis. Pediatr Dermatol. 2011;28(5):596–7.

[29] Hopkins Z, Frigerio A, Clarke JT. Acute localized exanthematous pustulosis (ALEP) caused by lamotrigine. JAAD Case Rep. 2018;4(7):645–7.

[30] Ioannides D, Lazaridou E, Apalla Z, Devliotou-Panagiotidou D. Phosphodiesterase-5 inhibitors and rosacea: report of 10 cases. Br J Dermatol. 2009;160(3):719–20.

[31] Jansen T, Romiti R, Kreuter A, Altmeyer P. Rosacea fulminans triggered by high-dose vitamins B6 and B12. J Eur Acad Dermatol Venereol. 2001;15 (5):484–5.

[32] Kanwar AJ, Majid A, Garg MP, Singh G. Seborrheic dermatitis-like eruption caused by cimetidine. Arch Dermatol. 1981;117(2):65–6.

[33] Katz M, Seidenbaum M, Weinrauch L. Penicillin-induced generalized pustular psoriasis. J Am Acad Dermatol. 1987;17(5 Pt 2):918–20.

[34] Kawakami Y, Nakamura-Wakatsuki T, Yamamoto T. Seborrheic dermatitis-like eruption following interleukin-2 administration. Dermatol Online J.

2010;16(9):12.

［35］Kazandjieva J, Tsankov N. Drug-induced acne. Clin Dermatol. 2017;35(2):156–62.

［36］Kim GK, Del Rosso JQ. Drug-provoked psoriasis: is it drug induced or drug aggravated?: understanding pathophysiology and clinical relevance. J Clin Aesthetic Dermatol. 2010;3(1):32–8.

［37］Koca R, Altinyazar HC, Yenidünya S, Tekin NS. Psoriasiform drug eruption associated with metformin hydrochloride: a case report. Dermatol Online J. 2003;9(3):11.

［38］Köstler WJ, Hejna M, Wenzel C, Zielinski CC. Oral mucositis complicating chemotherapy and/or radiotherapy: options for prevention and treatment. CA Cancer J Clin. 2001;51(5):290–315.

［39］Kreuter A, Gambichler T, Schlottmann R, Altmeyer P, Brockmeyer N. Psoriasiform pustular eruptions from pegylated-liposomal doxorubicin in AIDS-related Kaposi's sarcoma. Acta Derm Venereol. 2001;81(3):224.

［40］Lambert D, Beer F, Gisselman R, Bouilly D, Chapuis JL. Cutaneous lesions due to lithium therapy (author's transl). Ann Dermatol Venereol. 1982;109(1): 19–24.

［41］Laurinaviciene R, Sandholdt LH, Bygum A. Drug-induced cutaneous lupus erythematosus: 88 new cases. Eur J Dermatol. 2017;27(1):28–33.

［42］Lerch M, Mainetti C, Terziroli Beretta-Piccoli B, Harr T. Current perspectives on Stevens-Johnson syndrome and toxic epidermal necrolysis. Clin Rev Allergy Immunol. 2018;54(1):147–76.

［43］Lipozenčić J, Hadžavdić SL. Perioral dermatitis. Clin Dermatol. 2014;32(1):125–30.

［44］Martín JM, Pellicer Z, Bella R, Jordá E. Rosacea triggered by a vitamin B complex supplement. Actas Dermosifiliogr. 2011;102(3):223–4.

［45］Michaelis TC, Sontheimer RD, Lowe GC. An update in drug-induced subacute cutaneous lupus erythematosus. Dermatol Online J. 2017;23(3).

［46］Mokos ZB, Kummer A, Mosler EL, Čeović R,

Basta-Juzbašić A. Perioral dermatitis: still a therapeutic challenge. Acta Clin Croat. 2015;54 (2):179–85.

［47］Momin SB, Peterson A, Del Rosso JQ. A status report on drug-associated acne and acneiform eruptions. J Drugs Dermatol. 2010;9(6):627–36.

［48］Monteiro AF, Rato M, Martins C. Drug-induced photosensitivity: Photoallergic and phototoxic reactions. Clin Dermatol. 2016;34(5):571–81.

［49］Ocvirk J, Heeger S, McCloud P, Hofheinz R-D. A review of the treatment options for skin rash induced by EGFR-targeted therapies: evidence from randomized clinical trials and a meta-analysis. Radiol Oncol. 2013;47(2):166–75.

［50］Peralta L, Morais P. Perioral dermatitis—the role of nasal steroids. Cutan Ocul Toxicol. 2012;31(2): 160–3.

［51］Peters P, Drummond C. Perioral dermatitis from high fluoride dentifrice: a case report and review of literature. Aust Dent J. 2013;58(3):371–2.

［52］Rezaković S, Bukvić Mokos Z, Paštar Z. Drug-induced rosacea-like dermatitis. Acta Dermatovenerol Croat. 2016a;24(1):49–54.

［53］Rezaković S, Mokos ZB, Paštar Z. Pyridoxine induced rosacea-like dermatitis. Acta Clin Croat. 2015;54(1):99–102.

［54］Rezaković S, Paštar Z, Bukvić Mokos Z, Pavliša G, Kovačević S. Erlotinib-induced rosacea-like dermatitis. Acta Dermatovenerol Croat. 2016b;24(1):65–9.

［55］Riahi RR, Cohen PR. Dasatinib-induced Seborrheic dermatitis-like eruption. J Clin Aesthetic Dermatol. 2017;10(7):23–7.

［56］Sehgal VN, Dogra S, Srivastava G, Aggarwal AK. Psoriasiform dermatoses. Indian J Dermatol Venereol Leprol. 2008;74(2):94–9.

［57］Senilă S, Seicean A, Fechete O, Grad A, Ungureanu L. Infliximab-induced acne and acute localized exanthematous pustulosis: case report. Dermatol Ther. 2017;30(6).

［58］Stone C, Brown NJ. Angiotensin-converting enzyme inhibitor and other drug-associated angioedema. Immunol Allergy Clin North Am. 2017;37(3):483–95.

［59］Techasatian L, Panombualert S, Uppala R, Jetsrisuparb C. Drug-induced Stevens-Johnson syndrome and toxic epidermal necrolysis in children: 20 years study in a tertiary care hospital. World J Pediatr. 2017;13(3):255–60.

［60］Troyanova-Slavkova S, Eickenscheidt L, Dumann K, Kowalzick L. Initially undetected de novo psoriasis triggered by nivolumab for metastatic base of the tongue carcinoma. Hautarzt. 2018; 69(8):674–80.

［61］Tsankov N, Botev-Zlatkov N, Lazarova AZ, Kostova M, Popova L, Tonev S. Psoriasis and drugs: influence of tetracyclines on the course of psoriasis. J Am Acad Dermatol. 1988;19(4): 629–32.

［62］Valance A, Lebrun-Vignes B, Descamps V, Queffeulou G, Crickx B. Icodextrin cutaneous hypersensitivity: report of 3 psoriasiform cases. Arch Dermatol. 2001;137(3):309–10.

［63］Villani A, Baldo A, De Fata Salvatores G, Desiato V, Ayala F, Donadio C. Acute localized Exanthematous Pustulosis (ALEP): review of literature with report of case caused by amoxicillin-Clavulanic acid. Dermatol Ther. 2017; 7(4):563–70.

［64］Wehrmann C, Sondermann W, Körber A. Secukinumab-induced subacute-cutaneous lupus erythematosus. Hautarzt. 2018;69(1):64–6.

［65］Wolf R, Dorfman B, Krakowski A. Psoriasiform eruption induced by captopril and chlorthalidone. Cutis. 1987;40(2):162–4.

［66］Yang C-H, Lin W-C, Chuang C-K, Chang Y-C, Pang S-T, Lin Y-C, et al. Hand-foot skin reaction in patients treated with sorafenib: a clinicopathological study of cutaneous manifestations due to multitargeted kinase inhibitor therapy. Br J Dermatol. 2008;158(3): 592–6.

［67］Yazici A, Akturk AS, Cefle A, Bayramgurler D, Yildiz KD. Rosacea associated with etanercept. Joint Bone Spine Rev Rhum. 2014;81(3):274–5.

第 12 章
药源性口腔并发症总结
Conclusion: Drug-Induced Oral Complications

Sarah Cousty   Sara Laurencin-Dalicieux   著

华　红　译

常见处方药的口腔不良反应已在本书不同章节进行了阐述。

如前文章节所述，药物不良反应是药物在临床使用过程中可能发生的非预期的不良反应，所有药物均有潜在的不良反应。这些不良反应可在首次服用药物或连续服用药物后发生。即使是按照标准剂量应用，药物也可通过直接或间接的生理过程导致机体出现不良反应。药物不良反应发生率随年龄增长而增加，罹患多种疾病同时服用多种药物的老年患者更易出现药物不良反应。

口腔同皮肤一样，往往是药物不良反应发生的首要"信使"。然而，药物诱发的口腔不良反应在临床实践中常常被误诊、低估、误判而造成诊断的延误，严重影响患者的生活质量和身体健康。究其原因，一是缺乏对药物警戒的监测和报告，

二是对病损描述不准确或使用了非特征性术语（如"口腔炎""黏膜炎""阿弗他溃疡""黏膜炎症"）等所致。

一些药物更易诱发口腔不良反应的发生，出现包括口干、味觉异常、溃疡等多种药物口腔不良反应。大多数情况下，这些反应是非特异性，类似于某些口腔黏膜病，如大疱性疾病（天疱疮或类天疱疮）或口腔扁平苔藓。药物不良反应不仅会影响口腔黏膜，还可造成牙槽骨破坏。近期研究显示，使用双膦酸盐类药物可造成颌骨坏死，使用靶向药可导致口腔黏膜苔藓样损害的发生。对于口腔科医生而言，牙龈增生是最为熟知的药物诱发的口腔不良反应。

当患者出现口腔炎、溃疡和坏死、机会性感染、出血、牙龈增生、色素沉着、唾液功能改变或味觉异常时，接诊医生应

详细了解患者既往用药情况，这对诊断药物诱发的口腔不良反应至关重要。在明确诊断后，停止使用或替换该类药物是最佳且最安全的临床治疗策略。

然而，临床所面临的挑战是有些药物是不可替代的，尤其是在肿瘤治疗领域。这一领域药物使用非常特殊，随着肿瘤治疗中新的分子药物不断出现，患者临床治疗策略或流程也需要经常更新和调整以减少与治疗相关并发症的发生。常规肿瘤化学治疗会诱发多种多样的口腔不良反应，如口腔黏膜炎、口腔溃疡、口干、唾液减少、吞咽困难、味觉改变、溃疡或者感染。针对癌症管理和药物不良反应而言，肿瘤靶向治疗代表肿瘤治疗的进步及未来发展方向。一般而言，靶向药的耐受性更好，不会发生细胞毒性药物常见的不良反应而影响患者的生活质量。然而，一些靶向药仍可造成口腔不良反应的发生，具体内容见表12-1。

老年人和服用多种药物的患者出现药物诱发口腔不良反应的处理非常困难。有研究显示，年长个体发生药物不良反应的概率是年轻个体的2倍。随着年龄的增长，患心脑血管疾病、神经系统疾病、骨关节病变及呼吸、眼、肾等重要脏器疾病的概率也随之增加。这种复杂的机体状态与药物不良反应常常相互关联，相互影响。一些特殊药物可引起严重的不良结局（如入

表12-1　诱发口腔不良反应的靶向药	
靶向药	**口腔不良反应**
M-TORR 抑制药	口炎、口腔溃疡
EGFR/HER 抑制药	口炎、口腔溃疡
MER 抑制药	口炎、口腔溃疡
酪氨酸激酶抑制药	口炎、口腔溃疡、地图舌、黏膜色素沉着、颌骨坏死
BRAF 抑制药	角化性病损
BCR ABL 抑制药	苔藓样损害、口腔黏膜色素沉着
CD20 单抗	苔藓样损害
免疫检查点抑制药（PD-1，PD-L1）	苔藓样损害
VEGF 单抗	地图舌

院或死亡），识别这些导致不良反应的药物往往非常困难。老年人更易出现药物不良反应与细胞衰老（皮肤、眼睛、中枢神经系统等）或肝、肾等器官功能改变有一定的关系。在老年人中，心血管药物是最常见的诱发不良反应的药物，其中的一个原因是这类药物服用的人群最广。

本书详细概述了药物诱发的各种口腔不良反应，药物诱发的口腔病损可显著改变患者的口腔功能、舒适度及生活质量。

许多药物诱发的口腔不良反应在药物使用说明书中已有详细介绍，但一些新的药物（如靶向药）随着市场的推广及患者使用的增加，特别是在老年人群罹患多种疾病同时服用多种药物时，药物不良反应

的临床处置异常困难。在风险评估及临床
决策等方面，药物学信息资源发挥重要作
用。临床实践者（包括口腔专科医生、口
腔全科医生和其他人士）也应知晓不同口
腔黏膜病损的特征及鉴别诊断，根据患者
的主诉，考虑可能的临床情景或初步印象。
然而，停止药物治疗或替换药物的过程往
往非常复杂，口腔科医生应积极和肿瘤内
科医生沟通交流，以保证患者获得最大的
受益和最小的风险。

　　总之，药物诱发的口腔不良反应尚需
要更多的研究支持，以形成更优的临床实
践指南或共识，旨在加强药物口腔不良反
应管理的同时，最大限度减少药物口腔不

良反应的发生。

参考文献

[1]　Molina-Guarneros JA, Sainz-Gil M, Sanz Fadrique R, García P, Rodríguez-Jiménez P, Navarro-García E, Martin LH. Bullous pemphigoid associated with the use of dipeptidil peptidase-4 inhibitors: analysis from studies based on pharmacovigilance databases. Int J Clin Pharm. 2020;42(2):713–20. https://doi.org/10.1007/ s11096-020-01003-6.

[2]　Shah N, Cohen L, Seminario-Vidal L. Management of oral reactions from immune checkpoint inhibitor therapy: a systematic review. J Am Acad Dermatol. 2020;83(5):1493–8. https://doi.org/10.1016/j.jaad. 2020.05.133.

[3]　Watters AL, et al. Oral complications of targeted cancer therapies: a narrative literature review. Oral Oncol. 2011;47(6):441–8.

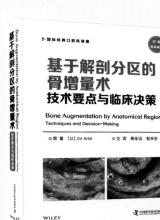

原著　[以] Zvi Artzi

主译　黄圣运　邹多宏

定价　458.00 元

　　本书引进自世界知名的 Wiley 出版集团，是一部从不同解剖分区角度出发，全面介绍骨增量术的经典指导用书。本书主题鲜明、内容丰富，共25 章，对颌骨及其邻近组织相关解剖、创口愈合的生理学机制，以及对骨增量手术和软、硬组织外科管理中所涉及的常用生物材料的特性等，进行了详细阐述。书中所述是著者在大量实践与创新基础上的理论总结，编排合理、逻辑严谨、实用性强，并配有大量手术前后高清照片及 X 线片，对国内口腔种植医生、牙周病学及口腔外科医生都很有帮助。本书既可作为住院医生和刚入门的口腔科医生的指导书，又可作为中、高级种植医生或外科医生了解新技术的参考书。

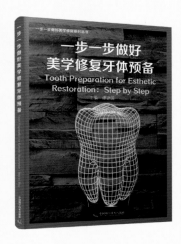

主编　谭建国

定价　78.00 元

　　牙体预备是美学修复的基本技术之一，是排龈、印模、试戴、粘接等治疗过程的基础，对实现美学目标至关重要。本书主编谭建国教授多年来一直专注于牙齿美学修复，在传统理论的基础上，结合新理念、新技术，对牙齿硬组织美学缺陷的修复体和材料类型、美学引导的牙体预备理念、不同类型修复体的牙体预备技术进行了归纳总结，充分体现了美学修复牙体预备过程中的相关理念和实用技术，以期为读者提供简明实用的指引。

　　全书共 13 章。以牙体预备的目标和要求为核心，以美学因素作为思考重点，从器械选择、材料选择、边缘设计、预备步骤等多方面深入剖析了牙体预备的理论与技术要点，辅以精美插图，帮助读者一步一步轻松掌握规范的牙体预备技术。本书内容翔实，图文并茂，深入浅出，通俗易懂，有助于提高口腔医师美学修复操作能力，亦可作为学习牙体预备技术的指导读物。

原著　[韩] Jong-Woo Choi　[韩] Jang Yeol Lee

主译　李自力　刘筱菁

定价　298.00 元

　　本书引进自 Springer 出版社，是针对咬合不正和骨骼不协调患者的正颌外科手术优先模式的综合指南。手术优先模式打破了传统正颌手术久经考验的原则，即首先进行骨矫正手术，不去除牙齿补偿，然后进行正畸修整。著者及其团队在过去 15 年的实践中成功应用了该模式并取得了良好效果。本书配有大量插图进行介绍，以期为外科医生提供系统的培训指导，帮助他们将这种模式引入自己的实践中。此外，本书还解决了正畸学中的热点问题之一——改变咬合平面的正颌手术，其中咬合平面的手术修改已用于治疗各种类型的殆面畸形及改善面部比例。本书内容实用、阐释简洁、配图丰富，非常适合国内口腔相关医师在正颌外科实践中参考。